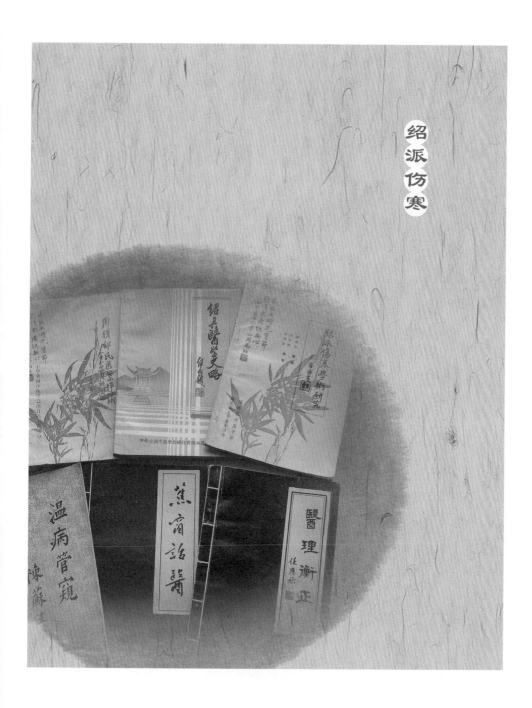

绍派伤寒

绍派伤寒

总主编 陈广胜

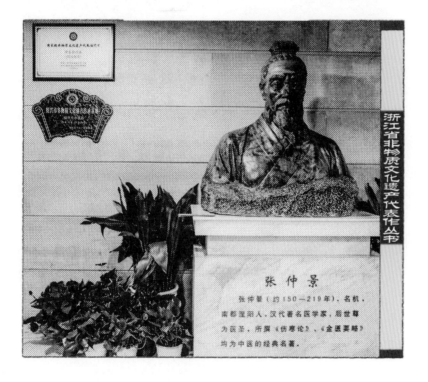

张仲景

张仲景（约150—219年），名机，南郡涅阳人，汉代著名医学家，后世尊为医圣，所撰《伤寒论》、《金匮要略》均为中医的经典名著。

浙江省非物质文化遗产代表作丛书

浙江古籍出版社

沈钦荣 林怡冰 编著

前 言

浙江省文化广电和旅游厅党组书记、厅长 陈广胜

中华文明在五千多年的历史长河里创造了辉煌灿烂的文化成就。多彩非遗薪火相传，是中华文明连续性、创新性、统一性、包容性、和平性的生动见证，是中华民族血脉相连、命运与共、绵延繁盛的活态展示。

浙江历史悠久、文明昌盛，勤劳智慧的人民在这块热土创造、积淀和传承了大量的非物质文化遗产。昆曲、越剧、中国蚕桑丝织技艺、龙泉青瓷烧制技艺、海宁皮影戏等，这些具有鲜明浙江辨识度的传统文化元素，是中华文明的无价瑰宝，历经世代心口相传、赓续至今，展现着独特的魅力，是新时代传承发展优秀传统文化的源头活水，为延续历史文脉、坚定文化自信发挥了重要作用。

守护非遗，使之薪火相续、永葆活力，是时代赋予我们的文化使命。在全省非遗保护工作者的共同努力下，浙江先后有五批共241个项目列入国家级非遗代表性项目名录，位居全国第一。如何挖掘和释放非遗中蕴藏的文化魅力、精神力量，让大众了解非遗、热爱非遗，进而增进文化认同、涵养文化自信，在当前显得尤为重要。2007年以来，我省就启

动《浙江省非物质文化遗产代表作丛书》编纂出版工程，以"一项一册"为目标，全面记录每一项国家级非遗代表性项目的历史渊源、表现形式、艺术特征、传承脉络、典型作品、代表人物和保护现状，全方位展示非遗的文化内核和时代价值。目前，我们已先后出版四批次共217册丛书，为研究、传播、利用非遗提供了丰富详实的第一手文献资料，这是浙江又一重大文化研究成果，尤其是非物质文化遗产的集大成之作。

历时两年精心编纂，第五批丛书结集出版了。这套丛书系统记录了浙江24个国家级非遗代表性项目，其中不乏粗犷高亢的嵊泗渔歌，巧手妙构的象山竹根雕、温州发绣，修身健体的天台山易筋经，曲韵朴实的湖州三跳，匠心精制的邵永丰麻饼制作技艺、畲族彩带编织技艺，制剂惠民的桐君传统中药文化、朱丹溪中医药文化，还有感恩祈福的半山立夏习俗、梅源芒种开犁节等等，这些非遗项目贴近百姓、融入生活、接轨时代，成为传承弘扬优秀传统文化的重要力量。

在深入学习贯彻习近平文化思想、积极探索中华民族现代文明的当下，浙江的非遗保护工作，正在守正创新中勇毅前行。相信这套丛书能让更多读者遇见非遗中的中华美学和东方智慧，进一步激发广大群众热爱优秀传统文化的热情，增强保护文化遗产的自觉性，营造全社会关注、保护和传承文化遗产的良好氛围，不断推动非遗创造性转化、创新性发展，为建设高水平文化强省、打造新时代文化高地作出积极贡献。

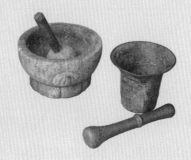

目录

绍派伤寒,是形成并发展、存续于越地绍兴及其周边区域,用以治疗外感病的一套独特诊疗技术。绍兴是著名的江南水乡,山岭环绕、温润多雨,越人喜饮茶酒、惯食生冷,易患温湿时疫之病;绍兴还是著名的酒乡、桥乡、书法之乡、名士之乡,有着深厚绵长的人文底蕴。这种独特的地域、气候和文化为绍派伤寒的形成发展创造了有利条件。

溯其源头,绍派伤寒可追溯至明代张景岳的《景岳全书·伤寒典》,书中有关温热病的中医理论、诊断、辨证、治疗等内容,奠定了绍派伤寒形成的理论基础。后经世代越医的不断临床实践、因地制宜和经验总结,至清代,绍籍名医俞根初集其大成,著述《通俗伤寒论》,其序有言"吾绍伤寒有专科,名曰绍派",标志着绍派伤寒专科体系的正式确立。此后世代传承、赓续不辍、发扬光大,涌现出何廉臣、曹炳章、徐荣斋、连建伟等著名医家。

绍派伤寒承续传统,又自为体系。以六经理论统治外感病,将八纲、卫气营血、三焦辨证汇入六经辨证之中,包含了伤寒本证、兼证、夹证、坏证、复证的因、证、脉、治;提出"以六经钤百病,为确定之总诀;以三焦赅疫证,为变通之捷诀";望诊重观目,辨苔划分六经,擅长腹诊;辨证重湿、施治主化、用药轻灵,喜用质地轻清的芳香药、鲜品、药汁,形成特殊炮制药物,如鳖血炒柴胡、麻黄拌捣熟地、莱菔子拌捣砂仁等,专设瘥后调理法。具有用药清灵、治养并重、擅长腹诊、特殊炮制等诊治特色。在治疗肺炎、肺癌发热、手足口病并发神经系统损伤、小儿惊厥等当今急危疑难病中疗效显著。西瓜汁配绿豆清热消暑、陈海蜇配荸荠通便、山楂配萝卜子消肉食、乌梅配蔗汁止渴等简验小方,广为流传。

绍派伤寒是浙派中医的重要代表，造就了俞、何、曹、徐等一批名家，创新了外感病辨证理论，补充了《伤寒论》舌诊之不足，丰富了中医四诊内容，留下了羚角钩藤汤、蒿芩清胆汤、柴胡达原饮等名方，对中华传统医学作出重要贡献，在中华医坛写下了浓墨重彩的一笔。它传续于越地独特的地域气候环境，是人类追求与自然和谐共生的智慧结晶，体现出中医追求"天人合一"的生态思想。保护传承发展好绍派伤寒具有重要的历史文化价值、临床实践价值、经济价值以及生态价值。

2021年6月，绍派伤寒成功入选第五批国家级非物质文化遗产代表性项目名录，实现绍兴传统医药类国遗项目"零的突破"，也掀开了绍派伤寒传承发展的新篇章，相信在保护单位绍兴市中医院的引领下，绍派伤寒必将继续书写精彩，在推进文化自信自强、赋能经济社会发展、助力美好生活中作出应有的贡献。

绍兴市文化广电旅游局党委书记、局长　胡华良

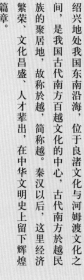

一、概况

绍兴地处我国东南沿海，位于良渚文化与河姆渡文化之间，是我国古代南方百越文化的中心，古代南方於越民族的聚居地，故称於越，简称越。秦汉以后，这里经济繁荣、文化昌盛、人才辈出，在中华文明史上留下辉煌篇章。

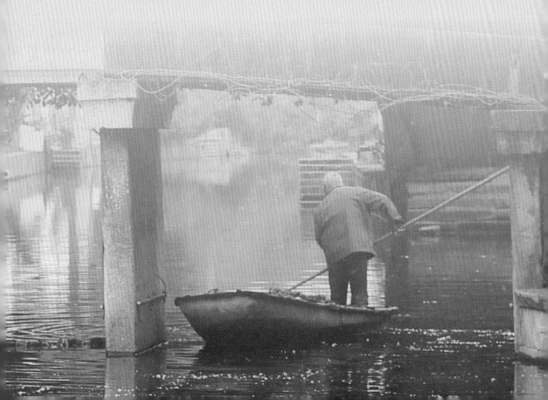

一、概况

[壹] 绍派伤寒产生的地理人文环境

1. 建置沿革

绍兴地处我国东南沿海，位于良渚文化与河姆渡文化之间，是我国古代南方百越文化的中心，古代南方於越民族的聚居地，故称於越，简称越。秦汉以后，这里经济繁荣、文化昌盛、人才辈出，在中华文明史上留下辉煌篇章。

史载大禹治水告成，在境内茅山会集诸侯，计功行赏，死后葬于此山，因更名茅山曰"会稽"，这是会稽名称的由来。春秋时期，於越民族以今绍兴一带为中心建立越国，成为春秋列国之一。战国初，越王勾践大败吴国，越国疆域拓展至江淮地区。至周显王三十六年（前333），楚威王兴兵败越，尽取故吴地至浙江，越始"服朝于楚"，而诸越邦国尚存。秦始皇二十五年（前222），定江南，降越君，以越地置会稽郡，领20余县，治吴（今苏州）。东汉永建四年（129），会稽郡分置吴郡，移治山阴，领今浙江境内山阴等14县。隋开皇九年（589），改会稽郡为吴州，治会稽。大业元年（605），改吴州为越州，是为越州名称之始。唐及北宋，越州治山阴，领山阴、会稽、萧山、诸暨、余姚、上虞、剡、新昌八县。此后，领县数长期稳定。南宋建炎四年（1130）四月，宋高宗驻跸越州，取"绍奕世之宏休，兴百年之丕绪"（宋徐梦莘《三朝北盟会编》）之意，于翌年更元绍兴；又仿唐德宗幸梁州故事，于绍兴元年（1131）十月升越州为绍兴府。是为绍兴名称之由来。元至元十三年（1276），改称绍兴路，治山阴。明、清复为绍兴府。民国二十四年（1935），设绍兴行政督察区。

1949年9月，绍兴市人民政府成立。11月，浙江省第十专员公署改为绍兴专员公署。1978年9月，改为绍兴地区。1983年7月，撤销绍兴地区，设省辖绍兴市。1997年，绍兴市辖越城区、绍兴县、新昌县、上虞市、嵊州市、诸暨市。目前，绍兴市辖3个市辖区（越城区、柯桥区、上虞区）、2个县级市（诸暨市、嵊州市）、1个县（新昌县），设滨海新区、镜湖新区两个功能区，面积8256平方千米，常住人口527万人（2020年）。

绍兴是著名的江南水乡风光城市，东亚文化之都。1982年2月，国务院公布全国第一批24座历史文化名城，绍兴名列其中。历史文化名城绍兴的一个显著特点是，中华民族五千年文明史，都能在这里找到遗存，得到印证。

2. 地理环境

绍兴市位于浙江省中北部、杭州湾南岸。东连宁波市，南

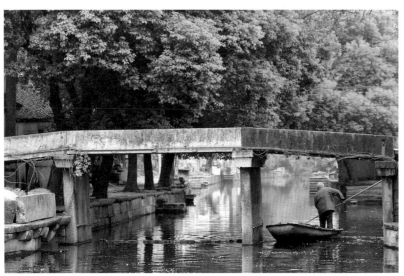

绍兴古桥

临台州市和金华市，西接杭州市，北隔钱塘江与嘉兴市相望，位于北纬 29°13′35″—30°17′30″、东经 119°53′03″—121°13′38″ 之间，属于亚热带季风气候，温暖湿润，四季分明。全境域东西长 130.4 千米，南北宽 118.1 千米，海岸线长 40 千米，陆域总面积为 8273.3 平方千米，市区（越城区、柯桥区、上虞区）面积 2959.3 平方千米。

绍兴市全境处于浙西山地丘陵、浙东丘陵山地和浙北平原三大地貌单元的交接地带，地势南高北低，形成群山环绕、盆地内含、平原集中的地貌特征，地形骨架呈"山"字形。地貌可概括为"四山三盆二江一平原"，而在面积分配上，则表现为"六山一水三分田"，全境地势由西南向东北倾斜而下，最高点为位于诸暨境内海拔 1194.6 米的会稽山脉主峰东白山，最低点为海拔仅 3.1 米的诸暨"湖田"地区，中部多为海拔 500 米以下的丘陵地和台地。北部平原地表地貌比较单调，但地下空间比较复杂，发育了分布较复杂的淤泥层、软土层和硬土层，为地表建筑提供了多样的建设基础。

远古的绍兴，一片沼泽平原，山洪漫流，潮汐泛滥。战国地理名著《禹贡》列其为"下下"。春秋战国时代，齐国宰相管仲曰："越之水重浊而洎，故其民愚疾而垢。"历来疫疬多有流行，且有一定季节性和地方性。春冬多"风温""春温"，夏天多"暑温"，长夏多"湿温""痧气"，入秋多"燥病"，隆冬则多"冬温""伤寒"。绍兴医家根据绍兴本地地理环境和发病因素，结合"伤寒"与"温病"，寒温一统，统括"伤寒"，细分明目，如"大伤寒""小伤寒""暑湿伤寒""湿温伤寒""漏底伤寒""脱脚伤寒"等等，因地制宜，制定相应治疗方法。又由于绍兴的地理东处低畦滨海卑处，西北丘陵山峰重叠，故东北滨海之地多卑湿热，病多"湿阻""痧气""霍乱"等。而西部山地多山岚瘴气，民病则多患"疟"，更苦于"臌"。《越绝书·记地传》说越人之性，"以船为车，以楫为马，往若飘风，去则难从"。绍兴是著名的水乡、桥乡、酒乡，是我国茶叶主产地，喜爱饮茶喝酒是当地人的习俗。

特定的地理环境和气候风貌，越人独特的风俗习惯，与疾病特征息息相关。绍地的伤寒症往往兼湿挟温，因此，形成了绍派伤寒"清宣佐淡渗、轻灵稳验鲜"的用药特色。

3. 早期卫生

《史记·货殖列传》说："江南卑湿，丈夫早夭。"由于恶劣的自然环境、繁重的体力劳作以及极差的卫生条件，古越先民很早就与疾病展开了艰难的抗争，古越大地处处留下了他们不同凡响的印迹。

在住的方面，古代越人很早就采用了针对南方多雨潮湿特点而设计的"干栏式"建筑。在衣着方面，《越绝书》有越王勾践"冬披毛裘，夏披绤绤"的记载，以适应四季温差的变化。饮食卫生方面，除用于储藏食物或贮水贮酒器外，尚有唾壶、虎子（即尿壶）、枕头等，可证当时的越人已有一定的卫生观念。越人很早就饮用井水，越地酿酒与饮酒的历史悠久，酒为"百药之长"，至今绍兴人仍有喜饮药酒的习俗。先民在祭祀祖先鬼神时，大多酣歌畅舞，其意在祭神媚神，但亦有利健身，出土文物"伎乐铜屋"记载了当时的场景。

《吴越春秋》卷十载，越王勾践说："士有疾病，不能随军从兵者，吾予其医药，给其糜粥，与之同食。"妇女分娩时，"令医守之"，以接生；并规定"壮者无娶老妻，老者无娶壮妇"，提倡

陶干栏式屋模一组

优生优育。古代越人医治疾病的方式有砭石针灸、切割放血（脓）、熨烫等。越城区亭山出土的唐代青瓷脉枕，是绍兴发现的较早的诊疗用具。

　　我国最早的本草著作《神农本草经》记载了一味中药名"禹余粮"，与大禹有关。据传，当年大禹在剡溪治水毕功之后，民工弃粮于山谷，化为石，名禹余粮，其山名余粮山，在今嵊州禹溪村北数里。禹余粮有收敛固涩的功效。《嘉泰会稽志》曾载："蓟子训，齐人，卖药于会稽市，时乘青骡往来。"万历《绍兴府

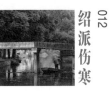

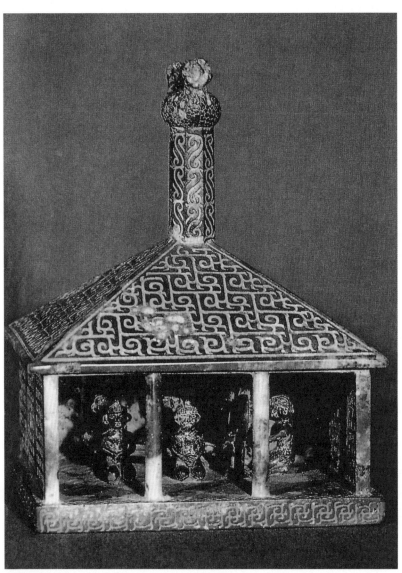

伎乐铜屋（现存绍兴市博物馆）

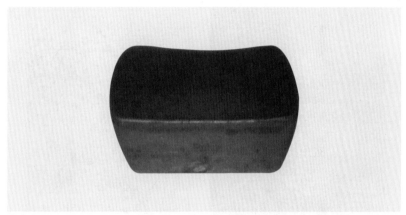

青瓷脉枕

志》载，越大市"在郡城都亭桥，秦汉时，越人于此为市，即蓟子训卖药处"。蕺山多产蕺菜，越人素有以蕺菜做菜肴的习俗。蕺菜，《本草纲目》名鱼腥草，归于菜部；《吴越春秋》称岑草，有清肺热、化痰浊的功效。《越中杂识》载，嵊州东三十五里刘门山有"采药径"，相传为汉刘晨、阮肇采药处。南梁著名医药学家陶弘景也曾在会稽山采药，并宴请采药人，"陶堰（宴）"之名由此而来。晋著名医药学家葛洪曾炼丹于宛委山，今有"葛仙翁丹井"遗迹。香熏，内盛芳香药物以熏染，类似今日的空气消毒，现有东、西晋时期的青瓷香熏出土。

在养生方面，汉代上虞人魏伯阳所撰《周易参同契》，为早期气功养生学专著，历代丹道家咸尊此书为"万古丹经王"。上虞人王充撰写的《养生》十六篇虽然已佚，但《论衡》中记载的"养

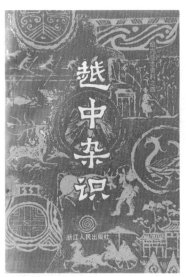

《越中杂识》

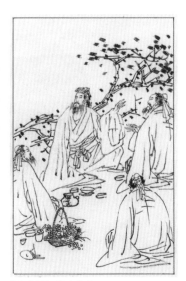

《陶宴图》陈力农绘

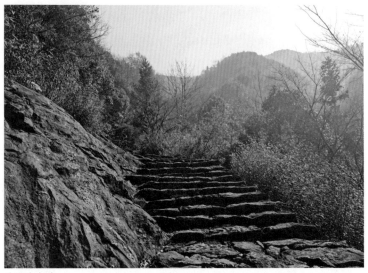

陶堰岭古道

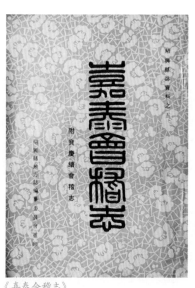

《嘉泰会稽志》

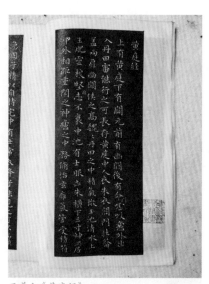

王羲之《黄庭经》

气""爱精""适辅服药"的养生理论及方法，一直影响至今。晋代书圣王羲之亦讲究养生之术。《嘉泰会稽志》载："羲之雅好服食养性。"王羲之与王献之的不少书法作品亦与养生、医药有关，如王羲之《黄庭经》、王献之《地黄汤帖》等。

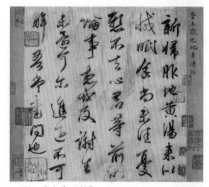

王献之《地黄汤帖》

绍兴医药历史源远流长，绍派伤寒根植其间，犹如芝兰有根，醴泉有源。

[贰] 绍派伤寒的形成与发展

自汉张仲景撰《伤寒杂病论》，后人咸以其为准绳，尊其为医圣。仲景之后，能承其衣钵，卓然创立新言，吴门温病学派算一派，越中绍派伤寒算一派。

绍派伤寒，以俞根初《通俗伤寒论》而得名。《通俗伤寒论》何秀山序曰："吾绍伤寒有专科，名曰绍派。"它发端于明代，成熟于清末民初。

张景岳《景岳全书·伤寒典》阐述的论伤寒之汗法、下法、补法、慎用苦寒的学术观点，强调勘病、辨证、论治的统一，认

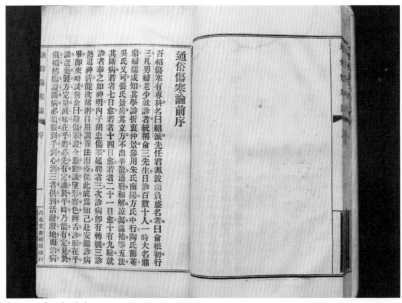

《通俗伤寒论》前序

为伤寒为外感百病之总名，将"温病""暑病"专篇，隶于伤寒名下，可谓绍派之滥觞。清代乾嘉年间的俞根初所著《通俗伤寒论》，为绍派伤寒的确立奠定了基础。稍后于俞氏的任沨波，为任越安之裔孙，任氏四代皆精伤寒。越安视柯韵伯《伤寒论翼》错讹处，去繁就简，成《伤寒法祖》二卷，沨波著有《医学心源》四卷、《任氏简易方》一卷。其后，章虚谷撰《伤寒论本旨》，对仲景原文条分义析，并撰"伤寒热病辨"，提出先分病类后辨病症，详析伤寒、温热，而对叶天士《温热论》、薛雪《湿热条辨》的解释，颇有新意。高学山的《伤寒尚论辨似》，能辨喻嘉言之似是而非

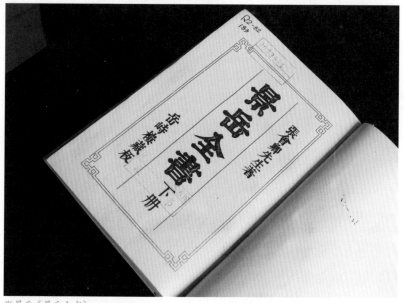

张景岳《景岳全书》

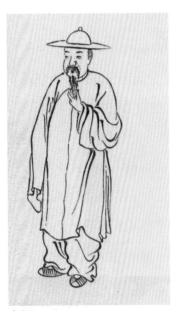

章虚谷

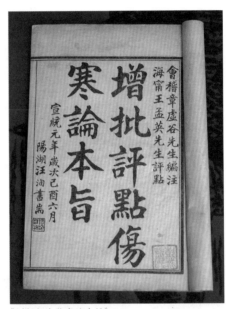

《增批评点伤寒论本旨》

处。何秀山在俞氏《通俗伤寒论》的三卷抄本上，每条每段各加按语，或作阐发，或作补正，使"俞氏一生辨证用药之卓识雄心，昭然若发蒙"（何秀山前序），功不可没。

在绍派伤寒形成过程中，何廉臣作出了重要贡献。他先著《重订广温热论》、《感症宝筏》，变化《伤寒论》成法；继则给《通俗伤寒论》逐条勘正并加以发挥，使该书内容大增，从三卷到十二卷，可以说是绍派伤寒第一次集成；尔后，又编著《湿温时疫治疗法》《增订时病论》，校刊许叔微《伤寒百证歌注》、日本丹波

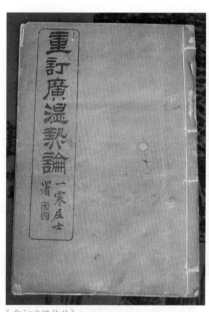

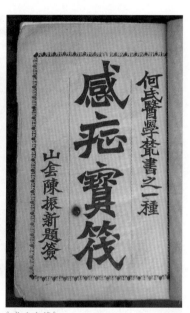

《重订广温热论》 《感症宝筏》

元坚《伤寒广要》《伤寒论述义》和浅田惟常的《伤寒论识》，进一步阐发了绍派伤寒的学术观点。赵晴初《存存斋医话》、黄寿衮《梦南雷斋医话》、张鲁峰《馤堂医话》，记载各自治伤寒的临床经验及学术观点。张畹香著《暑温医旨》，书中"舌苔辨""伤寒论治"等篇，都反映了他独特的见解。周伯度在《六气感证要义》中明确指出："外感之证，不出风寒暑湿燥火六气。曰伤寒者，对杂病而言之；若对内伤而言，则伤寒亦同为外感。伤寒之方，多可施于六气，六气之病，亦可统于伤寒。是故欲明伤寒，当先详

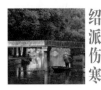

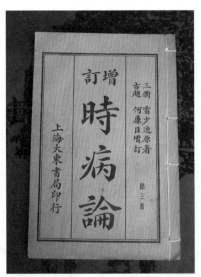

《增订时病论》

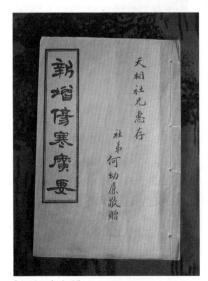

《新增伤寒广要》

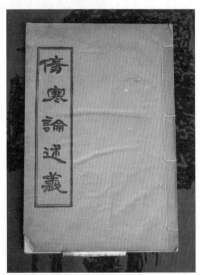

《伤寒论述义》

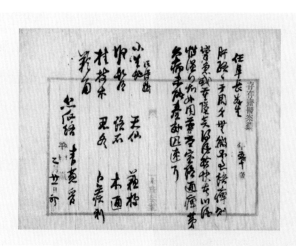

赵晴初处方

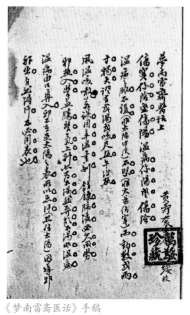

《梦南雷斋医话》手稿

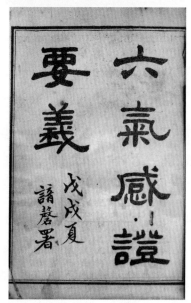

《六气感证要义》

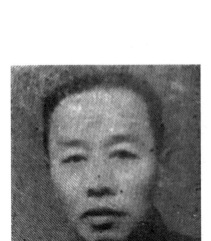

傅再扬

六气。六气者，伤寒之先河也。"议论透彻明朗。钱清杨汛之邵兰荪、菖蒲溇之胡宝书，治伤寒时病颇多心得，在病人中信誉甚高，日诊逾百人，为著名临床实践家，为绍派理论提供了丰富的实践素材。曹炳章著《瘟痧证治要略》《暑病证治要略》，补何氏未竟之《增订通俗伤寒论》中卷之下及下卷，撰写《通俗伤寒论》绪言，并编《历代伤寒书目考》（包括许多未竟之稿本），在理论研究及编辑整理绍派伤寒医著方面贡献尤殊。新中国初傅伯扬、傅再扬、陶晓兰、陈幼生、潘文藻、湖塘傅氏伤寒专科等，亦以擅长伤寒著称当地。徐荣斋著《重订通俗伤寒论》、连建伟订校《三订通俗伤寒论》及其他有关研究绍派伤寒的学术论文，为扩大绍派伤寒在全国的影响，作出了贡献。首届国医大师邓铁涛评连建伟之《三订通俗伤寒论》，为更臻完善的版本，"本书之出版，使浙派医学再放光彩"。

绍派伤寒的形成与下列因素有关：①吴中温病学说的影响。清季、民国间，越吴两地医家来往频繁，交流密切。如何廉臣崇尚叶天士之说，曾寓苏垣，与苏州名医傅星槎等切磋医术一年之久，两地医家学术思想相互研讨、相互渗透是很自然的事。赵晴初与吴中医家也往来密切。②越地卑湿温热的气候环境，绍人喝茶饮酒的习俗，温疫时病频发的现状，套用仲景辛温之法，临床屡遭碰壁的事实，促使绍派医家反思，自创新路。③有一群传统理论功底深厚、临床实践功夫了得、思想活跃、不甘墨守成规的医家。就绍派来说，俞根初是一位重要人物，《通俗伤寒论》是一部重要著作，但仅凭一人一著，是形不成一个流派的。正是在他周围、前后有一个医家群体，这个群体中部分医家之间虽无明显的师承关系，但研究的中心却是相同的，都是四时外感病，且都处于越中这个地域，集体的睿智卓识，汇集成河，共同造就了绍派伤寒的辉煌，在中医药发展史上留下华丽篇章。

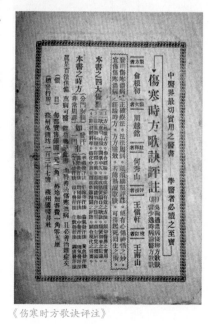

《伤寒时方歌诀评注》

1983年，绍兴市中医学会、绍兴市中医院组织召开了绍派伤寒专题学术研讨会，较系统地研究了绍派伤寒的历史及学术成就，引起国内学术界的关

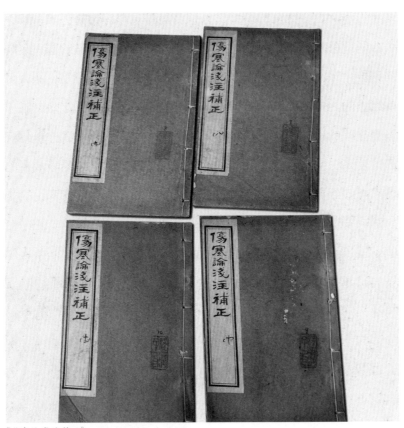

《伤寒论浅注补正》

注。2013 年，绍派伤寒列入国家中医药管理局首批中医流派传承
工作室建设计划。2021 年，绍派伤寒入选第五批国家非物质文化
遗产保护名录。

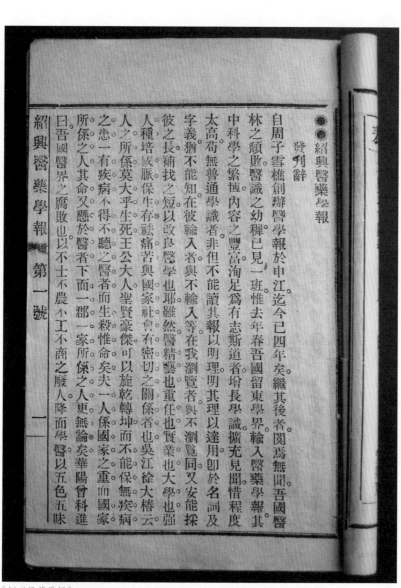

◎◎◎紹興醫藥學報

發刊辭

自周子雪樵創辦醫學報於申江迄今已四年矣繼其後者閴焉無聞吾國醫
林之頹敗醫識之幼稚已見一班惟去年春吾國留東學界輸入醫藥學報其
中科學之繁愽內容之豐富洵足爲有志斯道者增長學識聞惜程度
太高茍無普通學識者非但不能讀其報以明理明其理以達用卽於名詞及
字義猶不能知在彼輸入者與不輸入等在我瀏覽者與不瀏覽同又安能採
彼之長補找之短以改良醫學也耶雖然醫精藝也重任也實業也大學也強
人種培國脉保生存祛痛苦與國家社會有密切之關係者也吳江徐大椿云
人之所係莫大乎生死王公大人聖賢豪傑可以旋乾轉坤而不能保無疾病
之患一有疾病不得不聽之醫者而生殺惟命矣夫一人係國家之重而國家
所係之人其命又懸於醫者下而一郡一家所保之人更無論矣華陽曾科進
曰吾國醫界之腐敗也以不士不農不工不商之廢人降而學醫以五色五味

紹興醫藥學報　第一號　　一一

《绍兴医药学报》

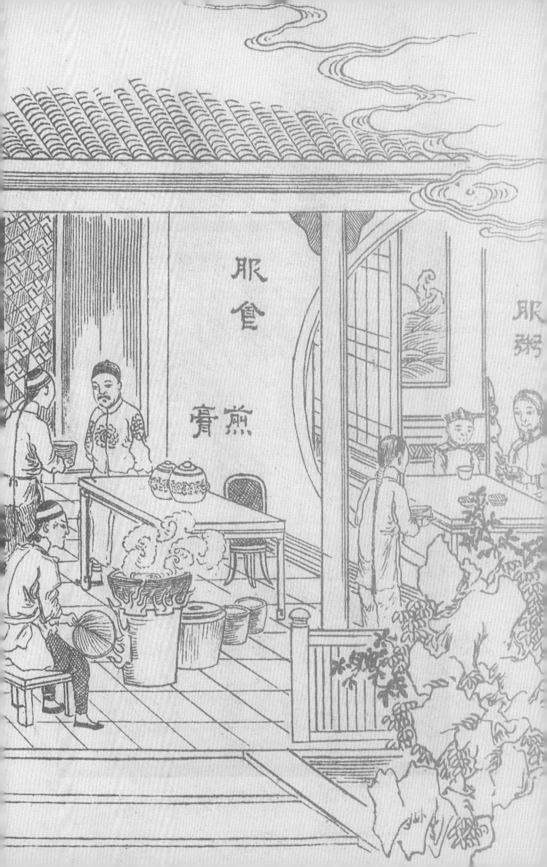

服食膏煎

服粥

二、绍派伤寒特色诊疗技术

俞根初《通俗伤寒论·伤寒要义·六经总诀》载：「以六经钤百病，为确定之总诀；以三焦赅疫证，为变通之捷诀。」余氏提出的寒温一统新论，总结了一套独特的诊病方法和用药经验，更适合用于诊治江南地区人群的外感时病。

二、绍派伤寒特色诊疗技术

《伤寒论》被后世医家称为统治外感病的专书，六经辨证被誉为统治百病的辨证纲领。清代吴中，叶、吴温病学派兴起，对此提出异议。他们认为《伤寒论》"专为伤寒而设，未尝遍及于六淫也"（《温病条辨·朱序》）。"仲景之书专论伤寒，此六气中之一气耳……其余五气，概未及之"（《温病条辨·汪序》）。叶天士创卫气营血辨证，吴鞠通倡三焦辨证，以别于伤寒之六经辨证。吴鞠通谓："若真知确见其为伤寒，无论何时，自当仍宗仲景；若真知六气中为何气，非伤寒者，则于本论中求之。"（《温病条辨·自序》）由此而引发了伤寒派与温病派之争。绍派伤寒独辟蹊径，对《伤寒论》中的"六经"实质提出了新的见解。

俞根初《通俗伤寒论·伤寒要义·六经总诀》载："以六经钤百病，为确定之总诀；以三焦赅疫证，为变通之捷诀。"俞氏认为伤寒派与温病派的两种理论，本不是水火不相容，只是由于两派各执一端，致使人为对立，于是提出寒温一统新论，总结了一套独特的诊病方法和用药经验，更适合用于诊治江南地区人群的外感时病。其特色诊疗技术包括：

[壹] 寒温一统　外感新论

　　《通俗伤寒论》是绍派伤寒的代表著作，经何秀山、何廉臣、徐荣斋等医家学者的整理勘订和补充，逐渐完善了绍派伤寒独特的学术理论。绍派医家辨证外感时病，遵张仲景之旨，兼参温病学说，结合六淫致病理论，以六经统摄三焦、气血辨证，从表里寒热论治外感病，既不同于伤寒学派，又异于温病学派，独能探微索奥，自成一家言，对后世有较大影响。

1. 形层说解六经

　　张仲景《伤寒杂病论》中提出的六经辨证，丰富了《素问·热论》的六经分证理论，并为辨证论治奠定了基础；对《内经》运

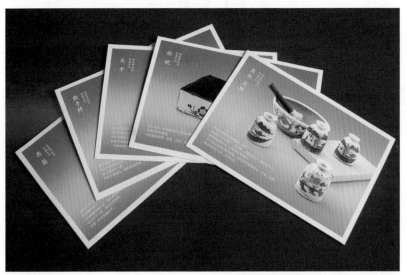

"绍派伤寒"明信片

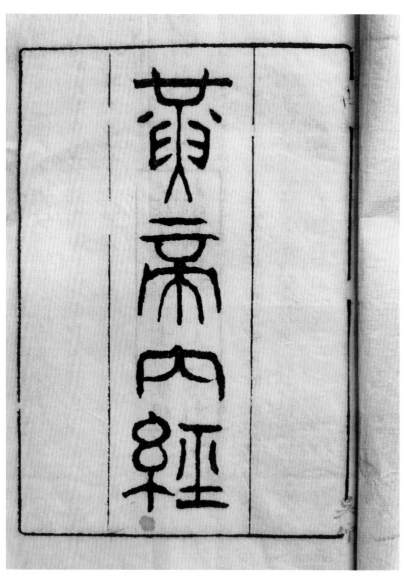

《黄帝内经》

用汗、下法治疗热病的思想有较大发展，其创制的栀子豉汤、黄芩汤、白虎汤、竹叶石膏汤、麻杏甘石汤、大小柴胡汤及三承气汤等，为后人所推崇。

六经辨证是《伤寒论》辨证论治思想的集中体现，历代医家对六经实质进行了不断探讨，然众说纷纭，各执一端，莫衷一是。俞氏遵《内经》《伤寒论》之旨，重温热病病变之实，结合临床，提出以形层说解六经理论，别有新意。其内容有二：

一是内外形层。俞氏说："太阳经主皮毛，阳明经主肌肉，少阳经主腠理；太阴经主肢末，少阴经主血脉，厥阴经主筋膜。"（《通俗伤寒论·伤寒要义·六经形层》）

二是上下形层。俞氏说："太阳内部主胸中，少阳内部主膈中，阳明内部主脘中；太阴内部主大腹，少阴内部主小腹，厥阴内部主少腹。"（《通俗伤寒论·伤寒要义·六经形层》）

俞氏还就以上述观点对《伤寒论》的条文作了合理的解释。如太阳经的桂枝汤证、麻黄汤证，不仅有外在恶寒发热的皮毛病状，而且还有胸闷、咳喘的胸部症状，言简意赅，明白透彻。何氏祖孙的注释更有利我们理解俞氏的观点。何秀山说："此即六经分主三焦之部分也。《内经》云：上焦心肺主之，中焦脾胃主之，下焦肝肾主之，乃略言三焦内脏之部分。合而观之，六经为感证传变之路径，三焦为感证传变之归宿也。"何廉臣谓："张长沙治伤寒法，虽分六经，亦不外三焦。言六经者，明邪所从入之门，经行之径，病之所由起所由传也；不外三焦者，以有形之痰涎、水饮、瘀血、渣滓，为邪之搏结，病之所由成所由变也。窃谓病在躯壳，当分六经形层；病入内脏，当辨三焦部分，详审其所夹何邪，分际清析，庶免颟顸之弊。"（同上）俞氏形层说解六经理论，为阐发仲景六经学说精蕴，另辟蹊径，亦为其寒温一统理论奠定了基础。

2. 八纲辨析六经

俞氏除以形层说解六经外，还以八纲结合六经加以辨析。俞氏说："凡勘伤寒，必先明表里寒热。有表寒，有里寒，有表里皆寒；有表热，有里热，有表里皆热；有表寒里热，有表热里寒，有里真热而表假寒，有里真寒而表假热。"（《通俗伤寒论·表里寒热》）并告诫说："发现于表者易明，隐伏于里者难辨；真寒真热者易明，假寒假热者难辨。"（同上）俞氏又谓："凡勘伤寒，既明病所之表里，病状之寒热，尤必明病人之气血，病体之虚实。"（《通俗伤寒论·气血虚实》）立有气虚、气实、血虚、血实、气血皆虚、气血皆实、气虚血实、气实血虚、气真虚而血假实、血真实而气假虚等证。俞氏以八纲学说析六经，立足临床，不囿于《伤寒论》条文。俞氏还以其丰富的临床经验进行提要，更具深意："吾四十余年阅历以来，凡病之属阳明、少阳、厥阴而宜凉泻清滋者，十有七八；如太阳、太阴、少阴之宜温散温补者，十仅三四；表里双解，三焦并治，温凉合用，通补兼施者，最居多数。"（《通俗伤寒论·伤寒要义·六经治法》）"六经实热，总清阳明；六经虚寒，总温太阴；六经实寒，总散太阳；六经虚热，总滋厥阴。"（《通俗伤寒论·伤寒要义·六经总诀》）由博返约，提纲挈领，堪为后学师法。俞氏以八纲辨析六经，从另一侧面为我们理解六经实质提供了一条思路。

3. 寒温一统成新论

对于伤寒派与温病派两种理论的争执，俞氏首先在病名概念上加以澄清。俞氏谓："伤寒，外感百病之总名也。"（《通俗伤寒论·伤寒要义》）指出中风、伤寒、湿温、热病、温病，皆列入伤寒门中者，"因后汉张仲景著《伤寒杂病论》，当时不传于世，至晋王叔和以断简残编，补方造论，混名曰'伤寒论'，而不名曰'四时感证论'，从此一切感证，通称伤寒"（同上）。"后汉张仲景著《伤寒杂病论》，以伤寒二字统括四时六气之外感证"（《通俗伤寒论·伤寒夹证》）。故俞氏统称伤寒温热，如风温伤寒、湿温伤寒、秋燥伤寒、冬温伤寒等。

其二，俞氏在辨证上提出"以六经钤百病，为确定之总诀；以三焦赅疫证，为变通之捷诀"（《通俗伤寒论·伤寒要义·六经总诀》）。俞氏认为《伤寒论》虽为诊疗外感时病之全书，但毕竟详于伤寒而略于温热，且仲景居于湖南高燥多寒之地，与江浙卑湿温热之地不同，不能照搬硬套，故俞氏根据温热病致病的特点，在六经辨证大纲指导下，参以六淫、新感伏邪致病说（其中对六淫中湿之为病辨之尤详），使三焦辨证、八纲辨证与之有机结合，既丰富了仲景六经辨证理论，又补温病学派之未备。何廉臣称之曰，"廉臣细参吴氏《条辨》峙立三焦，远不逮俞氏发明六经之精详，包括三焦而一无遗憾"（《通俗伤寒论·伤寒要义·六经总诀》）。

其三，俞氏将这一理论应用于临床实践。在诊断上，俞氏以六经各有主脉、主舌为纲，以下细分相兼脉、相兼舌为目。治疗上，专列六经用药法、三焦用药法两节，并提出"风寒风湿，治在太阳；风温风火，治在少阳；暑热燥火，治在阳明；寒湿湿温，治在太阴；中寒治在少阴，风热治在厥阴"（《通俗伤寒论·伤寒要义·六经治法》）。"阳道实，故风寒实邪从太阳汗之，燥热实邪从阳明下之，邪之微者从少阳和之；阴道虚，故寒湿虚邪从太阴温之，风热虚邪从厥阴清之，虚之甚者从少阴补之。阳道虽实，而少阳为邪之微，故和而兼补；阴道本虚，而少阴尤虚之极，故补之须峻。"（同上）"外寒宜汗，宜用太阳汗剂药；里寒宜温，宜用太阴温剂药，固已，惟上焦可佐生姜、蔻仁；中焦可佐川朴、草果，或佐丁香、花椒；下焦可佐小茴、沉香，或佐吴萸、乌药，随证均可酌入。"（《通俗伤寒论·伤寒要义·六淫病用药法》）使六经、三焦、八纲理论浑然一体，应用自如。

俞根初提出的辨证感证理论源于临床实践，遵经而参众家之长，为绍派伤寒的特色诊病法、用药法奠定了理论基础。

[贰] 辨证重湿　用药清灵

俞氏治感证，宗仲景六经理论，旁参三焦学说、六淫致病说，故其专设六经用药法、三焦用药法、六淫病用药法，列方剂101首（绝大部分为自制），分汗、和、下、温、清、补六法，以应六经之治。综观俞氏用药，以轻灵见长，所制诸方，每出新意。何廉臣称其"方方切用，法法通灵"（《通俗伤寒论·后序》），诚语出有据也。

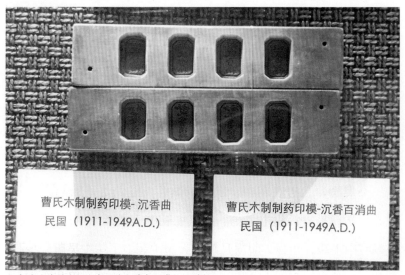

曹氏木制制药印模-沉香曲
民国（1911-1949A.D.）

曹氏木制制药印模-沉香百消曲
民国（1911-1949A.D.）

和济药局药模（上海中医药大学中医博物馆藏）

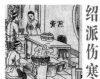
1. 六经六淫　纲举目张

为使医者能正确、全面掌握感证的治疗大法，俞氏在《通俗伤寒论》中"开宗明义"第一章，即设六经、三焦、六淫病用药法，论述其用药规律，让医者有规可循，有章可依，起到提纲挈领的作用。俞氏的经验是，六经者，太阳宜汗，轻则杏、苏、橘红，重则麻、桂、薄荷，而葱头尤为发汗之通用。少阳宜和，轻则生姜、绿茶，重则柴胡、黄芩，浅则木贼、青皮，深则青蒿、鳖甲。阳明宜下，轻则枳实、槟榔，重则大黄、芒硝，滑则桃、杏、五仁，润则当归、苁蓉。太阴宜温，轻则藿、朴、橘、半，重则附、桂、姜、萸，而香、砂尤为温运之和药。少阴宜补，滋阴轻则归、芍、生地，重则阿胶、鸡黄，而石斛、麦冬尤为生津之良药，补阳刚则附子、肉桂，柔则鹿胶、虎骨，而黄连、官桂为交阴阳之良品。厥阴宜清，清宣心包，轻则栀、翘、菖蒲，重则犀、羚、牛黄，而竹叶、灯芯尤为清宣包络之轻品；清泄肝阳，轻则桑、菊、丹皮，重则龙胆、芦荟，而条芩、竹茹，尤为清泄肝阳之轻品。

三焦者，上焦主胸中、膈中，橘红、蔻仁是宣畅胸中主药，枳壳、桔梗是宣畅膈中主药。中焦主脘中、大腹，半夏、陈皮是疏畅脘中主药，川朴、腹皮是疏畅大腹主药。下焦主小腹、少腹，乌药、官桂是温运小腹主药，小茴、橘核是辛通少腹主药。而绵芪皮为疏达三焦外膜之主药，制香附为疏达三焦气分之主药，全当归为辛润三焦络脉之主药。

俞氏谓："风寒暑湿燥火，为六淫之正病，亦属四时之常病，选药制方，分际最宜清晰。"（《通俗伤寒论·伤寒要义·六淫病用药法》）俞氏把六淫病用药法归纳为：风病以宣气泄卫为先，轻则薄荷、荆芥，重则羌活、防风，通用为杏、蔻、橘、桔。风郁久变热生痰，宜蜜炙陈皮、栝楼、川贝、胆星、竺黄、蛤粉、枳实、荆沥之属。若风热日久烁液耗津，则宜用润燥药，轻则梨汁、花露，重则知母、花粉，而鲜生地、鲜石斛尤为生津增液之良药。寒邪为病，外寒宜汗，太阳汗剂药主之；里寒宜温，太阴温剂药主之。暑邪为患，当察其有所兼夹，分别治之。暑湿宜藿梗、佩兰、米仁、通草、苍术、石膏、草果、蔻仁、滑石、炒香枇杷叶、鲜冬瓜皮瓢，芳淡清泄为先；暑秽宜葱、豉、菖蒲、紫金锭片、青蒿、鲜银花、鲜薄荷主之；暑瘵宜西瓜汁和童便热服，或鲜茅根汤磨犀角汁。湿邪为病，宜淡渗为主法，二苓、米、滑为主药。伤脾阳者宜香砂、理中汤，伤及肾阳者以真武汤正本清原。风湿宜羌、防、白芷、二术、麻、桂以温散，寒湿宜二蔻、砂、朴、姜、附、丁、桂以燥之，湿热宜蔻、藿、佩兰、滑、通、二苓、茵陈以芳淡宣化，若湿火盘踞肝络，血瘀而热，应苦寒泻火为君，佐辛香以通里，如栀、芩、连、柏、龙荟、清麟丸等，略参冰、

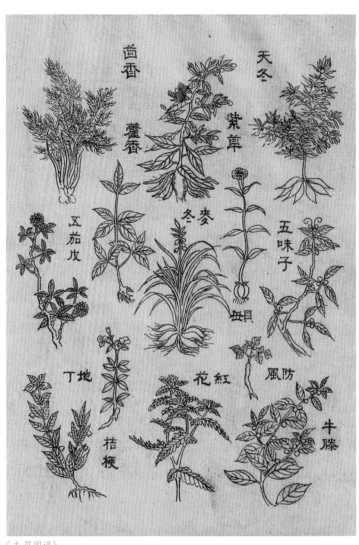

《本草图谱》

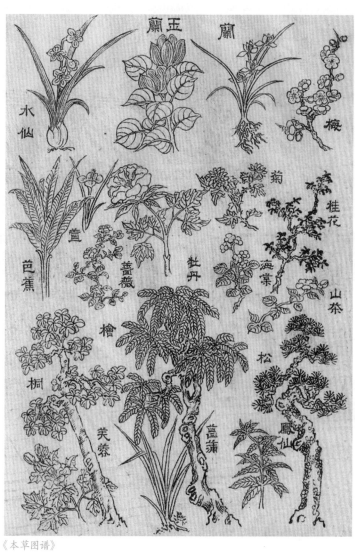

《本草图谱》

麝、归须、泽泻。燥病治当首分温凉，凉燥温润，宜紫菀、杏仁、桔梗、橘红之属；温燥凉润，宜鲜桑叶、杏仁、栝楼皮、川贝之类。火病则别虚实，郁火宜发，葱、豉、荷、翘、升、葛、柴、芎施之；虚火宜补，补中益气汤主之，即甘温除大热是也。

以上为绍派伤寒用药特色之大概。

2. 相须相恶　各得其宜

组方遣药，难在配伍上。若配伍得当，则诸药共力；若配伍失宜，则药力无存，病安能愈？俞氏深谙个中三昧，每能将两味普通药合用一起，而使全方顿生灵气。如同为发汗，麻黄配桂枝为重剂发汗，苏叶合葱、豉为轻剂发汗。同为和解，由于配伍不同，其侧重点亦各有异。黄芩配柴胡，为和解少阳；蝉、蚕配生军，为升降和解；茹、橘合苏梗，是旁达和解。同为泻下，因邪之轻重、患者体质之强弱、食积水积痰积之不同，故配伍亦各异。元明粉配白蜜为急性润下，陈海蜇合地栗为慢性润下，楂、曲配制军是下食滞，桃、红合醋军为下瘀积，礞、沉配制军是下痰火，遂、戟合制军是下水积，黄芪配归、苁蓉是润下老人气秘，桃仁合松、柏二仁是润下产妇血秘。同为消食积，则有谷积、肉积、酒积、水积之不同。神曲配谷芽、麦芽则消谷食，山楂合卜子则消肉食，乌梅配蔗浆、葛花则消酒积，商陆合千金霜则消水积。其他经验还有，杏、蔻配姜、橘是辛温开上，香、砂合二陈是辛温和中，附、桂配丁、沉是辛温暖下，葱、豉配栀、芩是辛凉解肌，杏、橘合栀、翘是轻清宣上，芩、连配姜、半是苦辛清中，五苓合三石是质重导下，芦笋配灯芯是轻清宣气，桑叶合丹皮是轻清凉血，知母配石、甘是甘寒清气，犀、羚合鲜地是咸寒清血，橘、半配茯苓则消湿痰，蒌、贝合竹沥则消燥痰，姜、附配荆沥则消寒痰，海粉合梨汁则消火痰，燕窝配冰糖是补津液，枣仁合茯神是补心神，熟地配杞子是补肾精，杜仲合川断是补筋节。俞氏自谓，"此皆配制之要略，开后学之悟机"（《通俗伤寒论·伤寒要义·用药配制法》）。

以上为绍派伤寒用药配制法。

3. 质轻力胜　药贵中病

俞氏治感证多选用质轻的草木花类药，质重之介类药及血肉有情之品不常用，药之用量亦较轻，并喜欢用鲜品及汁，而正是这些不起眼的药物，经俞氏精心配伍，合理应用，屡起重痾危证。以轻取胜，亦俞氏用药之一大特色。

俞氏之柴胡陷胸汤，方中柴胡一钱，姜半夏三钱，小川连八分，苦桔梗一钱，黄芩钱半，栝楼仁五钱，小枳实钱半，生姜汁四滴分冲，其用药之轻清，剂量之小，由此可见。又如苏羌达表汤，俞氏对方中之剂量有特别说明，苏叶钱半至三钱，防风一钱至钱半，光杏仁二钱至三钱，羌活一钱至钱半，白芷一钱至钱半，鲜生姜八分至一钱，浙苓皮二钱至三钱，广橘红八分至一钱。从俞氏一般经验来说，药量多在三钱之内。俞氏常用之鲜品，有鲜生姜、鲜竹茹、鲜葱白、鲜石斛、鲜枇杷叶、鲜茉莉花、鲜荷叶、鲜冬瓜皮、鲜银花、鲜薄荷、鲜茅根等，取其药鲜力专、透发力强之故。俞氏常用的药汁，有菖蒲汁、生姜汁、生藕汁、竹沥、沉香汁等。如五汁一枝煎，方中鲜生地汁、鲜茅根汁、鲜生藕汁、鲜淡竹沥、鲜生姜汁、紫苏旁枝，俞氏还在方后特别注明其服法：先将紫苏旁枝煎十余沸，取清汤盛盖碗中，和入五汁，重汤炖温服。何秀山氏称五汁一枝煎为"清润心包、濡血增液"之良方。

俞氏治病在肌表之感证，多用轻宣药，即使治疗危笃沉疴，亦以轻奏效。俞氏治妇人温病热结血室证，症见白昼明了，夜则谵语，甚则昏厥，舌干口臭，便闭溺短等危象，俞氏以柴胡羚角汤主之，和解偏重破结。方中有鳖血柴胡二钱，归尾二钱，杜红花一钱，碧玉散三钱，羚角片三钱（先煎），桃仁九粒，小青皮钱半，炒川甲一钱，吉林人参一钱，醋炒生锦纹三钱，药量不大，药物亦为轻清之品，而病者服之霍然若愈。因此，俞氏认为治病贵在对症下药，只要药证相符，轻剂可愈重病，若药证不投，药愈重而病愈深。

4. 因地因人　通灵达变

俞氏治感证已达出神入化之境地，于临床瞬息万变之病症，莫不成竹在胸，信手拈来，即成妙方。

俞氏在苏羌达表汤后注释云："浙绍卑湿，凡伤寒恒多挟湿，故予于辛温中佐以淡渗者，防其停湿也。湖南高燥，凡伤寒最易化燥，仲景于辛温中佐以甘润者，防其化燥也。辛温发汗法虽同，而佐使之法则异。"（《通俗伤寒论·六经方药·发汗剂》）俞氏由患者所处地域不同，从仲景方中悟出玄机，而新制苏羌达表汤，非精于临证、敏于心思者难能做到。俞氏谓："虽然病变不常，气血有素，穷不常之病变，须门门透彻；保有素之气血，要息息通灵。斯可言医治之方药矣。"（《通俗伤寒论·六经方药》）。

为此，俞氏治感证，并非仅着眼于外来之邪，于患者之气血盛衰亦十分重视。如俞氏治阴虚体质感冒、风温及冬温咳嗽、咽干痰结之证，设加减葳蕤汤以滋阴发汗，方以生玉竹滋阴润燥为君，臣以葱、豉、薄、桔，疏风清热，佐以白薇苦咸降泄，使以甘草、红枣甘润增液，以助玉竹之滋阴润燥。若纯用表药全然无汗，而得此阴气外溢则汗自出，病亦随之而解，可谓是活用汗法能自出新意者。俞氏还善于化裁古方，如新加三拗汤，为《局方》三拗汤基础上加荆、薄疏风，桔、甘宣上，使以橘饼、蜜枣辛甘微散，变峻剂为平剂，以治风伤肺，寒伤太阳，头痛恶寒、无汗而喘、咳嗽白痰等症，效如桴鼓。何秀山称之为"屡用达药，善于化裁者矣"（《通俗伤寒论·六经方药·发汗剂》）。又如柴胡达原饮和解三焦法，以柴、芩为君，臣以枳、桔开上，朴、果疏中，青、槟达下，以开达三焦之气机，使膜原伏邪尽从三焦而外达肌膜，佐以荷梗透之，使以甘草和之，较之吴又可之原方，奏功尤捷。此外，俞氏以仲景三承气汤为基础，化裁出三仁承气汤、陷胸承气汤、犀黄承气汤、白虎承气汤、桃仁承气汤、解毒承气汤、养营承气汤等，于临床运用颇为合拍，足堪师法。

[叁] 察舌分经　擅长腹诊

望、闻、问、切，历来是中医诊察疾病的重要手段，但由于各种疾病有不同的特性，故历代医家在"四诊"的基础上各有发明，叶天士辨治温病总结的辨舌、验齿、察斑疹、白㾦法就是一个很好的例子。俞氏辨治伤寒，主张四诊合参，而重观目、擅腹诊、察舌分经，则是其独到之处。

1. 观目

《内经》云："五脏六腑之精皆上注于目。"目系上入于脑，脑为髓海，髓之精为瞳子。肝脉交颠入脑，由脑系而通于目，故肝开窍于目，目则受灵机于脑，脑为元神之府。神以心为宅，以颅为门，而其所出入之窍，得以外见者惟目，目于人之精神存亡息息相关。故俞氏说，"凡诊伤寒时病，须先观病人两目"，"凡病至危，必察两目，视其目色以知病之存亡也。故观目为诊法之首要"（《通俗伤寒论·伤寒诊法·观两目法》）。

俞氏观目之法，首以目开目闭别阴阳。凡开目欲见人者阳症，闭目不欲见人者阴症；次观神之有无测重危症的吉凶。凡目有眵有泪，精采内含者，为有神气，凡病多吉；无眵无泪，白珠色兰，乌珠色滞，精采内夺及浮光外露者，皆为无神气，凡病多凶。目清能识人者轻，睛昏不识人者重。目不了了，尚为可治之候；两目直视，则为不治之疾。瞳神散大者元神虚散，瞳神缩小者脑系枯竭。目暗者，肾将枯。目睛不轮，舌强不语者，元神将脱。指出凡目睛正圆，及目斜视上视，目瞪目陷，皆为神气已去，病必不治。但应注意有些病人也有直视斜视上视，目睛微定，后移时即如常人，属痰闭所致，不可竟作不治论。

其次，俞氏通过观察患者目白、目眵、目泪、目胞等的变化，辨其属热属寒，为湿为风。目白发赤者血热，目白发黄者湿热。目眵多结者，肝火上盛。目光炯炯者燥病，燥甚则目无泪而干涩；目多昏蒙者湿病，湿甚则目珠黄而眦烂。眼胞肿如卧蚕者水气，眼胞上下黑色者痰气。怒目而视者肝气盛，横目斜视者肝风动（《通俗伤寒论·伤寒诊法·观两目法》）。

俞氏发明之观目法，使医者能在纷繁的症候中抓住主要矛盾，有提纲挈领的作用，于重危病人尤为重要。感证瞬息万变，若遇一重危病人，仍按部就班，四诊合参，慢条斯理，难免贻误病情。故何廉臣谓，"俞氏以观目为诊法之首要，洵得诊断学的主脑"（《通俗伤寒论·伤寒诊法·观两目法》），并非过誉之辞。

2. 腹诊

《内经》云："胸腹者，脏腑之郭也。"胸腹为五脏六腑之宫城，阴阳气血之发源，故俞氏谓："若欲知其脏腑何如，则莫如按胸腹，名曰腹诊。"（《通俗伤寒论·伤寒诊法·按胸腹》）

腹诊源于《内经》，历代医家各有发挥，惜论述多散在零星，惟俞氏始集先贤菁华，融个人心得而汇为专篇，并推腹诊为"诊法上第四要诀"（同上）。其诊法，俞氏谓宜按摩数次，或轻或重，或击或抑，以察胸腹之坚软、拒按与否，并察胸腹之冷热、灼手与否，以定其病之寒热虚实。若欲诊肌表之病变，则宜轻手循抚，自胸上而脐下，知皮肤之润燥，可以辨寒热；若欲诊深部之病变，则宜重手推按，察其硬否，以辨脏腑之虚实，沉积之何如；介于二者之间，宜中手寻扪，问其痛不痛，以察邪气之有无。其轻、中、重手法，犹如诊脉之浮、中、沉手法也。其具体内容可分下面三点：

虚里测吉凶。俞氏谓：按胸必先按虚里。虚里在左乳三寸下，为脉之宗气所聚处也。俞氏的经验是，按之应手，动而不紧，缓而不急者，宗气积于腹中，是为常。其病理变化，按之微动而不应者，宗气内虚；按之跃动而应衣者，宗气外泄。按之弹手，洪大而搏，或绝而不应者，皆心胃气绝，病不治。虚里无动脉者必死。虚里搏动而高者，亦为恶候。但猝惊、疾走、大怒后，或强力而动肢体者，虚里脉动虽高，移时即如平人，不忌，不得误作恶候。虚里为脉之宗气所聚，与寸口六部相应，诊虚里的优势在于往往脉候难凭时，按虚里则确有据。如厥脱闭证，脉多伏而不现或散乱不收，细察虚里，可明辨宗气之盛衰。浅按便得、深按不得者，气虚之候。轻按洪大、重按虚细者，血虚之候。按之有形，或三四至一止，或五六至一止，积聚之候。

按胸除诊虚里外，还可候他脏之虚实。按之胸痞者，湿阻气机或肝气上逆；按之胸痛者，水结气分或肺气上壅；胸前高起，按之气喘者，则为肺胀。肝居胁部，胆附其中，两胁候肝胆。若肝病须按两胁，两胁满实而有力者肝平。肝胆为病，不外乎气滞、热郁、血瘀所致疝瘕数端。按其胁肋胀痛者，非痰热与气互结，即蓄饮与气相搏。两胁下痛引小腹者肝郁。男子积在左胁下者属疝气，女子块在右胁下者属淤血，两胁胀痛，手不可按者，为肝痛。两胁空虚，按之无力者为肝虚。按其膈中气塞者，非胆火横窜包络，即伏邪盘踞膜原。上中下三脘，平而无涩滞者，胃中平和而无宿滞也。以手按之痞硬者，为胃家实。

冲任辨真假寒热。冲任两脉，起于胞中，根植肝肾。皆行于脐之上下左右，冲为血海，任主胞胎，职司调节五脏阴血。俞氏认为，冲任为脐间动气之源，与虚里同为生命活动的征兆之一，诊冲任预后与虚里同功，而辨寒热真假尤为可据。脐名神阙，是神气之穴，为保生之根。其诊法，密排右三指，或左三指，以按脐之上下左右，动而和缓有力，一息二至，绕脐充实者，肾气充也。按冲任脉动而热，热能灼手者，症虽寒战咬牙，肢厥不利，是为真热而假寒。若按腹两旁虽热，于冲任脉久按之，无热而冷，症虽面红口渴，脉数舌赤，是为真寒而假热。并以冲任脉动之高低来推断热势轻重。动而低者热尚轻，动而高者热甚重，经治疗积热渐下，冲任脉动渐微。

察有形实积。辨有形实积，虽亦可从问诊中了解一些原委，但总莫若直接触摸积块来得确切无误。俞氏的经验是，水积胸者，按之疼痛，推之漉漉。食结胸者，按之满痛，摩之嗳腐。血结胸者，痛不可按，时或昏厥。因虽不同，而其结痛拒按则同。痛不可忍者为内痈。痛在心下脐上，硬痛拒按，按之则痛益甚者为食积。痛在脐旁小腹，按之则有块应手者为血瘀。腹痛牵引两胁，按之则软，吐水则痛减者为水气。虫积则有三个特点：腹有凝结如筋而硬者，无定处；有物如蚯蚓蠢动，隐然应手；高低凹凸如畎亩状，熟按之，起伏聚散，上下往来，浮沉出没。若绕脐痛，按之磊磊者，乃燥屎结于肠中。

3. 六经分舌

舌苔在外感病中变化最多最速，俞氏专设"六经舌苔"一节，各经各有主舌，与六经用药相应，使人易得舌诊要领。俞氏的经验是，太阳表证初起，舌多无苔而润，即有，亦微白而薄，甚或苔色淡白。少阳主半表半里，偏于半表者，舌多苔色白滑；偏于半里者，舌多红而苔白。阳明居里，舌苔正黄，多主里实。太阴主湿，舌多灰苔，甚则灰黑。少阴主热，中藏君火，多属血虚，舌色多红。厥阴气化主风，风从火化，舌多焦紫。

在此基础上，俞氏再论六经舌的主要变化，太阳病者，素多痰湿者，苔多白滑，舌色淡红。素禀血热者，苔虽微白，舌色反红。若传入本腑，膀胱蓄溺，苔多纯白而浓，却不干糙。膀胱蓄热，苔多白兼微黄，薄而润滑。少阳病者，若白苔多而滑，黄灰苔少者，半表证多；红舌多而白苔少，或杂黄色灰色者，半里证多。阳明病者，黄白相兼，邪犹在经；微黄而薄，邪浅中虚；黄而糙涩，邪已入腑；浅黄薄腻，胃热尚微。深黄浓腻，胃热大盛；老黄焦黄，或夹灰黑，或起芒刺，胃热已极；太阴病者，灰而滑腻，湿重兼寒；灰而淡白，脾阳大虚；灰而糙腻，湿滞热结；灰而干燥，脾阴将涸。少阴病者，淡红浅红，血亏本色；深红紫红，血热已极；鲜红灼红，阴虚火剧；嫩红干红，阴虚水涸。厥阴病者，多见火化，但亦有寒化，舌多青滑。

对一些特殊舌苔，俞氏特意予以提醒，如少阳病见白苔粗如积粉，两边色红或紫者，温疫伏于膜原也。苔白如碱者，膜原伏有浊秽也。若阳明病见黄而垢腻，湿热食滞；黄起黑点，温毒夹秽；黄厚不燥，舌色青紫，多夹冷酒，或挟冷食；黄而晦黯，多夹痰饮，或挟寒瘀。太阴病见舌苔或灰或黑，或灰黑相兼，病多危笃，切勿藐视。厥阴病舌见青紫，其病必凶。深紫而赤，肝热络瘀，或阳热酒毒；淡紫带青，寒中肝肾，或酒后伤冷（《通俗伤寒论·伤寒要义·六经舌苔》）。真舌诊宝鉴！

俞氏的观目法、腹诊、六经辨舌法，丰富了外感病诊断学内容。何廉臣说："俞氏按胸以诊虚里，按腹以诊冲任，较诊太溪、跌阳，尤为可据。故腹诊之法，亦诊断上之必要。"（《通俗伤寒论·伤寒诊法·按胸腹》）徐荣斋亦谓俞氏之腹诊法，能补中医诊法之未逮，可法可传。

[肆] 治养并重　调养四法

疾病调理与患者能否痊愈关系甚大。我们通常所说的疾病调理包括疾病病中、愈后调理，常用方法有药物调理法、食物调理法、因时调理法及情志调理法等，绍派伤寒医家对此十分重视，俞根初在《通俗伤寒论》中专设瘥后调理一节，徐荣斋在俞氏的基础上增添病中调理法，中西医护病取长补短，以资互参。章虚谷继承《内经》养生之法，重视天人合一之道，提倡摄养为本，调理手段甚多。俞根初于《通俗伤寒论》中列举 24 种常见的瘥后遗症，分别为瘥后浮肿、虚羸少气、日暮微烦、瘥后发蒸、瘥后咳嗽、自汗盗汗、瘥后喜唾、皮肤甲错、瘥后发疮、瘥后发痿、瘥后不寐、瘥后昏沉、瘥后怔忡、瘥后妄言、瘥后语謇、瘥后额热、瘥后发颐、瘥后耳聋、瘥后腹热、瘥后疼痛、瘥后不食、瘥后不便、瘥后下血、瘥后遗精，归纳为以下四种调养方法：

1. 清余邪　调脾胃

俞根初认为，"伤寒温热，大邪退后，余热未尽，元气已虚，胃虚少纳，脾弱不运"（《通俗伤寒论·瘥后药物调理法》），当以清余邪、调脾胃为法。

治瘥后浮肿，俞氏认为多由脾虚不能制水，治当实脾利水，焦冬术、茯苓皮、米仁、杜赤豆、扁豆、山药、木瓜、车前子、泽泻之属治之，切忌消利。瘥后咳嗽，俞氏以为这是余热恋肺，宜当归六黄汤加减，以育阴泻火，加西洋参、生地、麦冬、甘草、小麦、百合、竹叶、茯苓、莲心之类，清热养阴。瘥后发疮，乃余热淫于肌肉所致，照寻常疮症，温托妄施，或苦寒直折，断不能救，惟多服清凉解毒，兼养气血药自愈。

俞氏还认为瘥后之余邪，毕竟是强弩之末，邪虽应清，但所选药与病初之清邪大不一样。初病之热为实热，宜用苦寒清之；大病后之热为虚热，宜用甘寒。

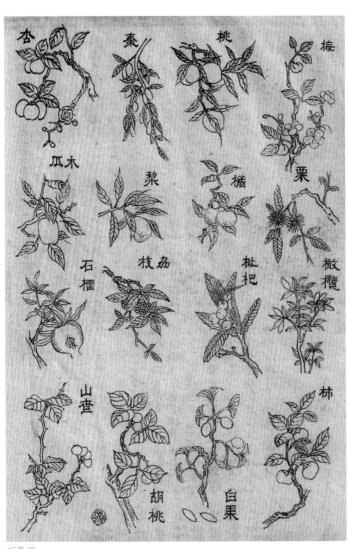

百果图

俞氏认为不欲食者病在胃，宜养以甘凉，《金匮》麦门冬汤或叶氏养胃汤主之。食不化者病在脾，治当温运，香砂理中汤、六君子汤主之。伤食者饮食自倍，肠胃乃伤，病在不及消化；停食指不论食之多少，或当食而怒，或当食时病在气结而不能化。治伤食重在食，或吐或下或消；治停食重在气，惟理气兼之以消，吐下之法不任。

2.慎食忌　重食补

俞氏谓，伤寒温热之证，多属胃肠伏邪所致，胃肠已失其正常消化力，最宜忍饥耐饿，平卧安静，热退舌净无苔，始可渐进粥汤，渐进渐厚，不致转复。

进食之法，俞氏视舌苔渐净，即渐进谷气以扶正胜邪。其法，先用荷叶擦洗杓器，次用青竹叶带水一滚，倾去竹叶，止用净水一碗，次入嫩鲜芦根指大数寸，置汤中一滚，再去芦根，次入陈冬米研磨之粉，法以水搅和粉，澄去沉底粗者，止取上浮细者，入汤煎中，数沸后，粉糊已露，芦根、竹叶气清香入胃，能回清气退浊气，有湿化湿，有火清火，有痰清痰，如有燥粪，自能润下之。俞氏称之为"伤寒瘥后进食第一法也"。

俞氏还告诫病家，今之为父母者但狃于平昔之爱好，止记伤寒之不吃粥饭，而床头果品，枕边酸甜，一概不禁，不知此等滋味，一入胃肠，则稠黏胶结，反助胃火里邪，其害甚于谷气。患

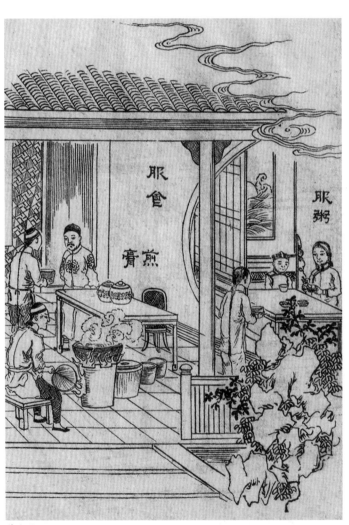

养生图

者进食后，还应慎忌口。不但油腻腥发曲蘖炙煿，熏灼脏腑者固宜禁绝，即瓜果生冷，凡能冰伏脾胃者，亦不宜入口。惟萝卜汤、陈干菜汤疏导肠胃，细芽菜运其津液，服之有益。

候脉症相安，渐为减药，以谷肉果菜食养尽之。俞氏食补之法，但取其气，不取其味，如五谷之气养之，五菜之气充之，每食之间，便觉津津汗透，将身中蕴蓄之邪热，以渐运出于毛孔。若急以肥甘之味补之，则适得其反，其邪愈无外出之期。其所列食补中有，雪梨生食清火，蒸熟滋阴；米仁汤治肺热脾虚；淡莲子汤、芡实粥用于遗精泄泻；扁豆红枣汤，专补脾胃；龙眼肉汤，兼养心脾；鳇鲟鳔、线鱼胶（同猪蹄、燕窝、海参，或鸡鸭荤中煮烂，饮汁更佳），填精益髓；凤头白鸭、乌骨白鸡，补阴除热；猪肺蘸白及末，保肺止血等。

3. 顺四时　适时宜

人生活在大自然中，与大自然息息相关。四时寒热温凉之嬗递，是万物生长的催化剂，也是人体保持健康的重要保证。若六气太过成为六淫，或人们触风露寒，冒暑忍热，不但人易患疾，而瘥后则更易复发。《太素经》云："适寒温者，寒无凄凄，暑无出汗，居处无犯人邪，则自身安矣。"故俞氏谓："前贤知摄生者，卧起在四时之早晚；兴起有至和之常规；调养筋骨，有偃仰之方法；节宣劳逸，则有予夺之要则。温凉调节合度，百病不生。"

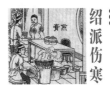

（《通俗伤寒论·气候调理法》）

其具体方法为：

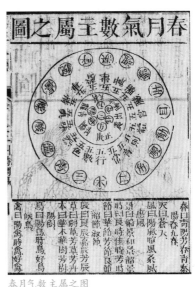

春月气数主属之图

春三月，此谓发陈，天地俱生，万物以荣，病后调养，当此春日融和之际，宜处园林宽敞之处，用撼滞怀，以畅生气，不可兀坐久卧，以郁生化。天气寒暄不一，不可顿去棉衣，逐渐减服，稍寒莫强忍，即仍加衣，不可令背寒，寒即伤肺。春夜卧时，间或用热水下盐一撮，洗膝上下至足方卧，能消风邪，利脚气。

夏三月，此谓蕃秀，天地气交，万物花果。试看草枯木落，其汁液尽消竭于夏季，故一岁惟夏为疾病之生死关。夏季之病，较别季为独多，夏令调养，尤当谨慎。不论无病、病后，如平居檐下，过街棚、弄堂、无窗屋内，弗纳凉夜卧，勿露卧，勿有汗当风而卧，勿使人扇风取凉，虽大热，不得吃冰水、凉粉、冰淇淋、冷粥、一切生冷、煎炒、炙煿、肥腻、甜辣诸物。勿用冷水洗面，伏热在身，烈日晒热之衣，及汗透之衣，皆不可便穿。饱腹受寒，必起霍乱。莫食瓜茄生菜，腹中方受阴气，食凝滞之品，

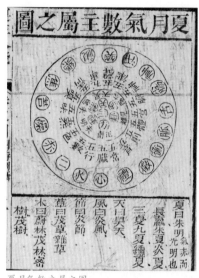

夏月气数主属之图

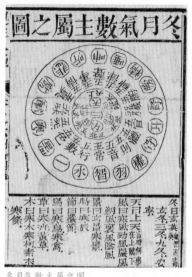

冬月气数主属之图

多为痞积。若患冷气痰火之人，尤宜忌之。

秋三月，谓之容平，天气以急，地气以明。不宜贪取新凉。凡人五脏俞穴，皆会于背，酷热之后，贪取风凉，此中风之源也。故背宜常暖护之。凡清晨睡醒，闭目叩齿咽津，搓手熨眼，可以明目。

冬三月，此为闭藏，天地闭藏，水冰地坼。当闭精养神，以厚敛藏。如植物培护于冬，至来春方得荣茂，此时若戕贼之，春升之际，下无根本，枯悴必矣。调理之法，有痰宜吐，心膈多热，所忌发汗，恐泄阳气。宜服药酒滋补，寒极渐加棉衣，不得频用大火烘炙，手足应心，不可以火炙手，引火入心，使人烦躁。不宜早出犯霜，勿多食葱，以防发散阳气。

俞氏的四时调摄法，不但病后之人十分适宜，即无病防病亦颇为可取。

4. 洁身体　勤摩擦

俞氏谓，"吾绍之病家，一病之安危，多有责之于医，不知侍疾者对于病人，往往居处不合理，身体不清洁，寒温不适宜，卧起不定时，不但无助医家治疗之能力，实则助长病菌之孳生"（《通俗伤寒论·起居调理法》）。

居处宜宽敞宁静，空气流通，阳光充足。室中灯火，尤宜少燃，而绍地病家习惯，凡病伤寒时疫，素重迷信，最怕鬼祟，不但夜间红烛高烧，即日中于病室床内，亦必多燃灯火为阳光。而满屋皆侍病之人，骈肩并足，交头接耳，七口八咵，汗雾交流，即使无病之人，久居此室，亦必头目昏晕，胸膈气闷，况患时病之人乎？口鼻之所吸受，肺胃之所浸淫，往往轻者重，重者即死。

病后之人，面要常擦，能使容颜光泽，血气流通；目宜常揩，每静时宜常闭目，能清心安神，或用两指背两相摩擦，能祛火；齿宜常洗擦，以去口秽；腹要常摩，使腹食消磨，秽浊不结；足要常搓，常搓涌泉穴，能去风湿，健步履。凡患病人之衣服，必须间日更换，卧床被褥，尤须清洁。"洁身体，勤摩擦，皆为病后调和血气法也。"（同上）

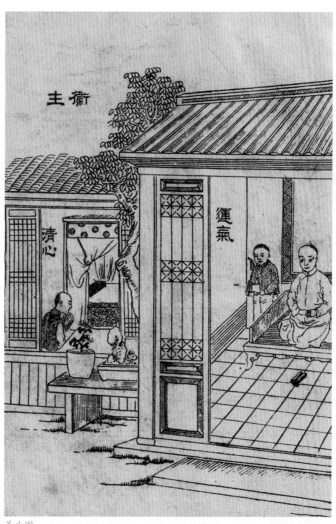

养生图

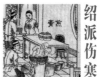

另外，应留意的还有，卧讫勿留灯烛，凡眠先卧心，后卧身，卧勿张口，久成消渴及失血，不得久眠，令人失气。食后勿就寝，夜卧勿覆其头。

最后，俞氏还告诫患者应注意情志调摄。凡费力、劳心、过喜、过怒、多言多动，皆能致复。应除思虑、节言语、戒嗔怒、静心和气，使病人目见耳闻，心悦情服，有益康复。

徐荣斋在俞根初治养并重的基础上，从视觉刺激、听觉刺激、嗅觉刺激、感觉刺激、社会性刺激五个方面，提出养护要求：

在视觉刺激方面，应同时重视色泽、光线、灯光、画片以及陈设布置和家具的排列等视觉刺激对患者的影响，光线、灯光强弱宜温和适度，带有积极意义的画作可助使患者情绪开朗，红、黄、橙等刺激色可激发精神不振的患者，灰、蓝、绿等安抚色对兴奋患者的治愈有一定影响。

在听觉刺激方面，应保持病居环境的安静，亦可适当使用一些舒缓助眠的音乐。

在嗅觉刺激方面，保持居所洁净怡人，可适当摆放花草植物等愉悦病者精神，但花草夜间不宜摆放于病居。

在感觉刺激方面，除注重病居空气是否流通外，居所的温度、湿度，患者衣服、裤子、床单被褥等是否软和舒适，也是考虑的因素之一。

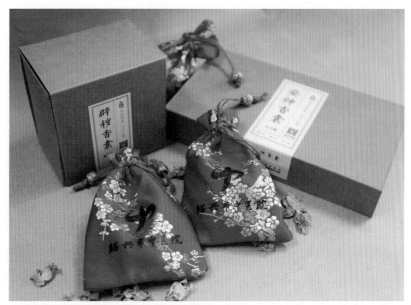

绍派香囊

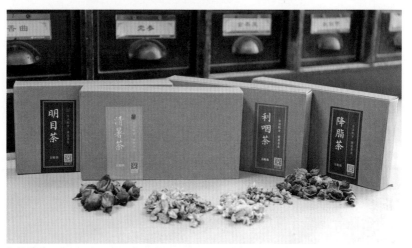

绍派茶饮

在社会性刺激方面，如语言、文字、人际关系等，提倡加强医患沟通、在患者面前树立医务人员的良好形象，沟通时多予耐心，情绪上多加鼓励，尽量提供积极健康的医疗环境。

[伍] 相反相成　特色炮制

1. 俞根初特色炮制法

药物的特殊炮制法是绍派伤寒另一特色，如鳖血炒柴胡，入经达气，入络利血，祛除少阳之陷邪，用于体弱阴亏及产后血虚感受外邪者。用鳖血制约柴胡的发散之性，既能取柴胡解表之功，又不致耗散阴津。川桂枝拌飞滑石，温散在表之风寒邪气，又兼顾清热利湿。鲜生姜蜜煨，增润以防过于香燥，干姜拌捣五味子、麻黄拌捣熟地亦是如此，相反却相成。潞党参米炒，温运脾阳以复中焦；北秦皮醋炒，增强清理湿热止痢之功；苏子拌海蛤壳，莱菔子拌捣砂仁等，则是相辅相成，更为常见。

俞氏将用药配制法融入炮制之中，通过药物配伍增强药效，或相互促进，或相互制约。如清凉剂中的新加白虎汤，用苏薄荷拌研生石膏，此方为俞氏经验方，从仲景方中加减而来，为清解表里三焦之良方。何秀山谓此方"妙在石膏配薄荷拌研，既有分解热郁之功，又无凉遏冰伏之弊，较长沙方尤为灵活"。石膏质重性寒，薄荷轻清芳香，两药配伍相辅相成。如鲜生地捣豆豉、干姜拌捣北五味、麻黄拌捣熟地、莱菔子拌捣砂仁、生姜拌炒食盐、

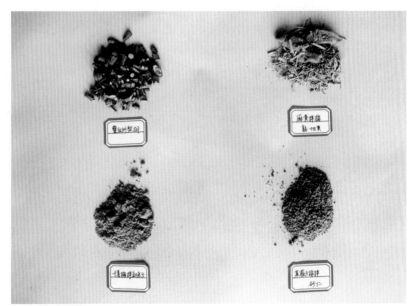

绍派伤寒特色炮制

桂枝拌捣滑石，用肉桂泡汁渗入茯苓内晒干入药等，这些药物配伍与加工炮制经验，其目的是改变药物性能，使之更能适合病情需要，体现出绍派伤寒源于经典、学以致用、推陈出新的特色，值得后人认真学习。

2. 何廉臣特色"拌药"法

何氏临证用药，常运用"拌药"法，具有形式多样、屡用滑石、寒热互拌、升降同调、一方多用等特点。现从何廉臣医案中将其"拌药"特点总结如下：

成药"拌"饮片。如木香槟榔丸、香连丸、保和丸等 19 种成

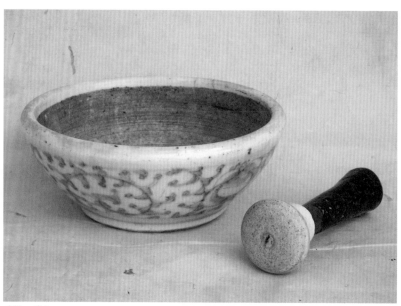

药杵、药臼

药单独拌滑石，另有二妙丸拌蛤粉、旋复花拌滚痰丸、天花粉拌当归龙荟丸等。1种成药"拌"2种饮片，常用左金丸、香连丸、导滞丸等7种成药，与辰砂、滑石互拌。

饮片"拌"饮片。苏薄荷、蔻末、川桂枝、旋复花等与滑石互拌，另有牛蒡子拌瓜蒌仁、苏子拌海蛤壳、玫瑰瓣拌炒丝瓜络等多种组合。3种中药互拌，常用有旋复花、蔻末、青蒿子，择其一拌辰砂、滑石。

成药"拌"成药。2种成药互拌，常用节斋化痰丸拌六味地黄丸、桑麻丸拌磁珠丸、左金丸伴木香槟榔丸、竹沥达痰丸拌二

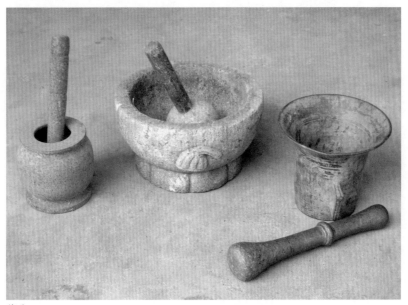

药碾

妙丸等 12 种成药。何氏常用木香槟榔丸、香连丸、保和丸、朱砂安神丸、二妙丸、枳实导滞丸、越鞠丸、滚痰丸、十灰丸、麻仁脾约丸、桑麻丸、清宁丸、左金丸、半贝丸、竹沥达痰丸、磁朱丸、藿香正气丸、节斋化痰丸、宽膨散，此 19 种中成药，择其一种，与滑石单独互拌入煎；也常选用苏薄荷、蔻末、夜明砂、元明粉、川桂枝、旋复花、青蒿子、辰砂这 8 种中药，择其一种，单独与滑石互拌以煎；还常用保和丸、左金丸、槟榔丸、香连丸、导滞丸、桑麻丸、清宁丸这 7 种中成药，或旋复花、蔻末、青蒿子这 3 种中药，择其一，单独与辰砂、滑石互拌；二妙丸、木香

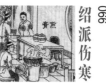

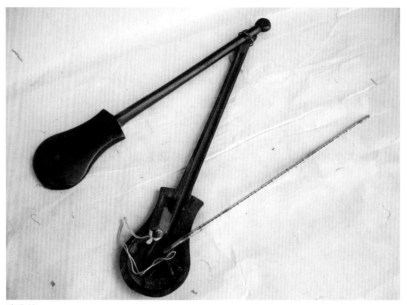

戥子秤

槟榔丸、陆氏润字丸这3种中成药，亦均能与益元散互拌入煎。

固定配伍，强强联合。何氏在辨证施治、处方用药时，某些"拌"药组合出现频率较高，形成了相对固定的配伍模式，类似我们熟知的药对或者药组，是何氏使用"拌"药的重要特色。治疗功效涵盖上中下三焦，包括解表、化痰、降气、温中、消食、导滞、清热、利湿等，不论急症急救，还是缓病慢调，均能胜任。或同类功效相佐，或多种功效联合，形式丰富，运用灵活。

寒热互拌，升降同调。何氏应用"拌"法，不仅能使性味功效类似的药物配伍加强疗效，而且常将寒热相反、升降相逆的

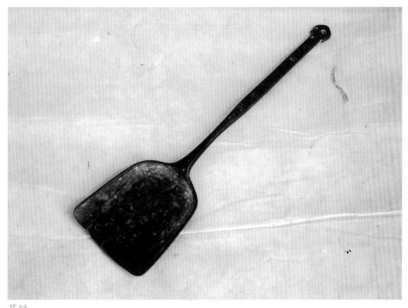

药铲

药物互拌，起到相反相成、寒热升降同调的作用。如寒热互拌，在"湿温化疟"案中，患者寒重热轻，口淡而腻，胸闷胃钝，何氏以川桂枝一钱拌飞滑石四钱，热性桂枝拌以寒性滑石，既能温经发汗解表，又能清热利湿，与方中羌活、防风、姜半夏、新会皮、浙茯苓等众药联合，散寒清热、和胃利湿。在"湿热阻中"案中，患者胸闷肢懈，口腻胃钝，便闭溺热，舌红苔黄腻，脉右滞左浮弦，何氏以蔻末六分拌飞滑石四钱，温性豆蔻拌以寒性滑石，与藿香叶、佩兰叶、冬桑叶、淡竹叶等共奏开泄清化之功，同时避免寒性药物遏滞损伤中焦阳气。升降同调，在"湿温兼风"

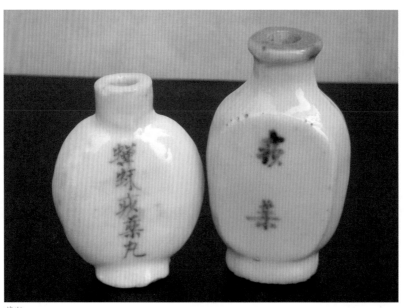

药瓶

案中，患者头胀且晕，咳痰不爽，身热口腻，胃钝，苔腻微黄，脉右滞左弦大，何氏使用苏薄荷钱半拌飞滑石四钱，薄荷性升散，疏散风热、清利头目，滑石性降利，清热利湿而下行，与方中光杏仁、藿香叶、佩兰叶等共行苦辛淡开泄之法，升降同调，气机得复。

何氏运用"拌"法，不仅大多数患者处方中都有使用此法，而且往往一张处方中运用了数种"拌"药组合入煎，不论新感急症还是慢性杂症，按照临床需要，随症而作。屡用滑石也是何氏的特色。"拌"法中滑石应用频率最高，不论是饮片互拌，与中成药互拌，还是以辰砂、滑石固定搭配出现，或是以益元散的成药形式使用，都彰显了滑石在"拌"法中的重要地位，也显示了何氏治疗湿热病症时对滑石的偏爱。

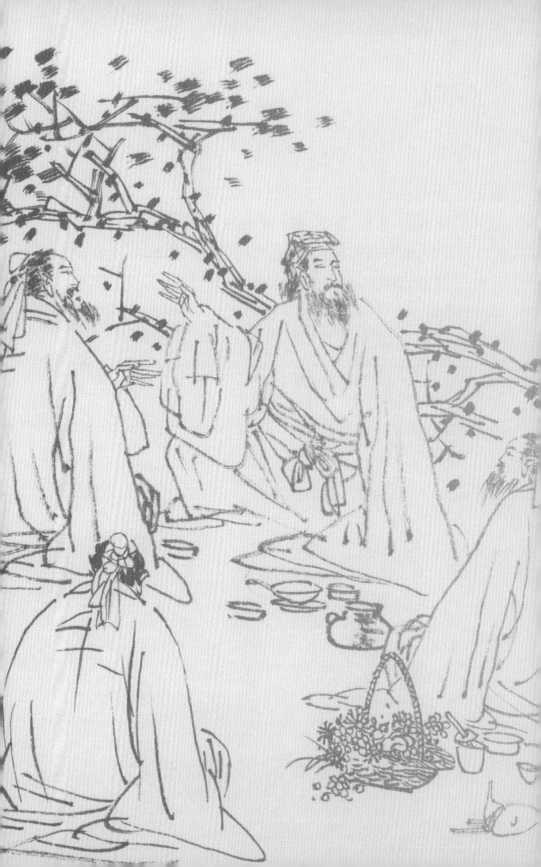

三、绍派伤寒名家简介

此章共介绍了绍派伤寒名家七位：俞根初、何廉臣、曹炳章、邵兰荪、胡宝书、徐荣斋、连建伟。分别从人物生平、主要医学思想、著述情况、临证经验等方面进行了介绍。

三、绍派伤寒名家简介

[壹] 俞根初

俞根初（1734—1799），名肇源，根初为其字，以字行，因兄弟中排行第三，乡间咸称俞三先生，浙江绍兴人。

《山阴陶里俞氏宗谱》载：俞氏世居山阴（今绍兴市）陶里村。其先世祖俞享宗公为宋代隆兴进士。据《绍兴府志》记载，"仕至秘阁修撰，后为刑部尚书"。至明洪武年间，由享宗后裔俞日新公迁居陶里，始操岐黄业，遂世代沿袭，迄根初已历十数代。

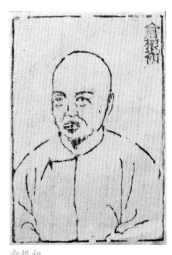

俞根初

俞氏行医近半个世纪，擅伤寒时证，日诊百余人，一时大名鼎鼎，妇孺皆知。其哲嗣赓香先生亦负盛名。后家资渐富，乃培植子孙读书，或入政界，或从幕道，俞氏医道遂绝（《绍兴医药月报》第1卷第2期，民国十三年夏正二月初十）。俞氏虽无名师指点，亦无广深的游历可炫，但他靠勤奋、务实、谦逊的精神去治

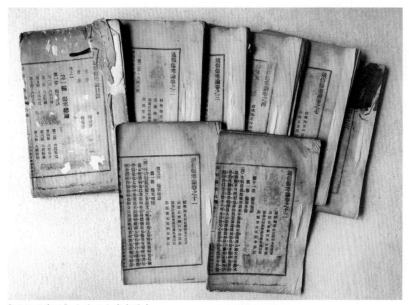

《通俗伤寒论》上海六也堂书局本

学，去实践，持之以恒，终成一代名家。

俞氏之勤奋，首先表现在其读书之勤。何秀山《通俗伤寒论·前序》曰："其学识折衷仲景，参用朱氏南阳、方氏中行、陶氏节庵、吴氏又可、张氏景岳。"而从《通俗伤寒论》中俞氏所引用的书看，有《内经》《千金方》《伤寒总病论》《医学心悟》《顾松园医镜》《世医得效方》《张氏医通》《医门法律》《和剂局方》《医方集解》《伤寒全生集》等，其读书之广，学习之勤，可见一斑。另一方面，俞氏之勤奋还表现在其临证之勤上。俞氏谓："谚云，熟读王叔和，不如临证多。非谓临证多者不必读书也，亦谓临证多者乃为读书耳。"(《通俗伤寒论·伤寒要义》)把临证比作读书，颇有深意。俞氏非常赏识喻嘉言"读书无眼，病人无命"之谓，主张书宜活读，方宜活用，故每能悟前人之奥旨，发前人之未发，非皓首穷经、死而不化者可比。

俞氏为医，特重务实。其诊病，必先观目察舌，用两手按其胸脘至小腹，有无痛处，再问其口渴与否，大小便通与不通，服过何药，然后切脉辨证，查明其病源，审定其现象，心中了了，毫无疑似，方始处方。常谓："慎毋相对斯须，便处方药。"(《通俗伤寒论·伤寒诊法》)"若不将病源症候，一一明辨在先，遽谓舌苔之证实，不比脉象之蹈虚，而以探试幸中之药品，妄事表彰，断定某药可治某舌，亦多误人之弊。后之学者，必小心谨慎之。"(《通俗伤寒论·伤寒脉舌·心法提要》)俞氏从其四十多年的临证实践中，深深体会到，要真正治好伤寒，必须要有治疗杂病的扎实根基。他说："故前哲善治伤寒者，其致力虽在杂病未研之先，而得心转在杂病悉通之后，不亲历者不知也，临证不博者更不知也。"(《通俗伤寒论·伤寒夹证》)俞氏于他医疏忽处，尤能用心研习，如专设瘥后调理法一节，示病家以调理方法，亦为医家治伤寒多一条思路。

俞氏一生虚怀若谷，敬同道，重医德，对已在他医处诊过的患者，必问其所服何药，某药稍效，某药不效，明其在否药误，以便核前之因，配己之见，默为挽救，从不吹毛求疵，信口雌言，并告诫说，"如果病已垂危，无可挽救，慎勿贪功奏技，而违众处方，以招铄金之谤"（《通俗伤寒论·伤寒诊法·查旧方》）。对病家专好议药以责问医者、医家专好议方以伤残同道、议药不议病的陋俗，深恶痛绝。

俞氏还以为"勘伤寒症，全凭胆识。望形察色，辨舌诊脉，在乎识；选药制方，定量减味，在乎胆。必先有定识于平时，乃能有定见于俄顷。然临证断病，必须眼到、手到、心到，三者俱到，活泼泼地而治病始能无误，熟能生巧，非笨伯所能模仿也"（《通俗伤寒论·何秀山序》）。诚心得之言！

俞根初的代表作为《通俗伤寒论》。

《通俗伤寒论》具体成书年代不详。是书原系俞根初手稿，凡三卷，其著作体裁，一曰勘伤寒要诀，二曰伤寒本证，三曰伤寒兼证，四曰伤寒夹证，五曰伤寒坏证，六曰伤寒复证，七曰瘥后调理法。后经同邑何秀山氏整理加按，何廉臣再予勘订，于1916年首次在裘吉生主编之《绍兴医药学报》上陆续刊出。全书印至中卷之中编停印，其中卷之下及下卷，未刊中止，后因何廉臣于1929年8月谢世，致使是书功亏一篑。廉臣哲嗣幼廉，不忍先人未竟之志湮没不彰，力请曹炳章助其整理完全。曹氏乃将前印之稿，分编分章分节，重为编定，卷册匀分为十二卷。其原文不删一字，原书之中下未成二册，悉照何廉臣预定目录编次，整理残

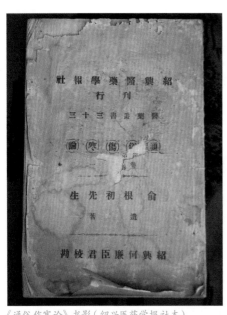

《通俗伤寒论》书影（绍兴医药学报社本）

稿，依次编述。其原稿有缺失者，根据平时与何氏朝夕讨论之经验学识，为其撰补，之间有实验心得，另列"廉勘"之后，附入其中并加以发散。历时二载，始告竣工。1932 年，由上海六也堂书局出版。全书增为 4 编 20 卷 12 章。第一章伤寒要义，第二章六经方药，第三章表里寒热，第四章气血虚实，第五章伤寒诊法，第六章伤寒脉舌，第七章伤寒本证，第八章伤寒兼证，第九章伤寒夹证，第十章伤寒坏证，第十一章伤寒复证，第十二章瘥后调理法。

如此，斯书得以完璧，但因前后数人易稿，文中不无疵瑕。故徐荣斋于 1944 年起，历时 11 年，予以潜心研究，系统整理，俾去芜存菁，益臻完美，而成《重订通俗伤寒论》。徐氏每节根据自己体会，进行补充加注。如第十二章中的"病中调护法"一节，就是徐氏新增的。另外，还补充了陈逊斋的"六经病理"、姜白鸥的"脉理新解"，对原书亦作了一定的删减和修订。全书的编书体

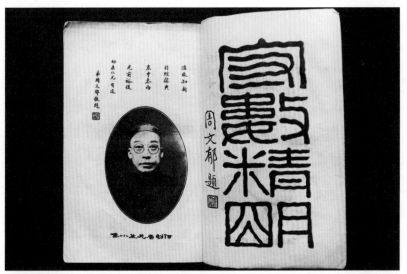

《通俗伤寒论》内页

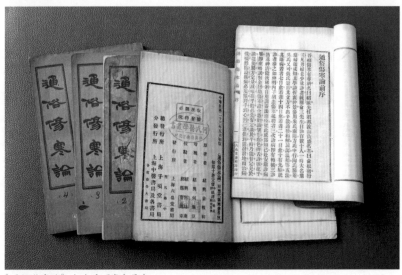

《通俗伤寒论》上海千顷堂书局本

例为：各部均先列俞氏著文和俞氏经验方，次附何秀山的按语和何廉臣之勘补内容，最后附徐氏的按语。是书 1955 年由杭州新医书局出版，1956 年上海卫生出版社出版。

本书为一部论述四时感证的专著，集中代表了俞氏论治伤寒的学术思想和临床经验。俞氏认为中风自是中风，伤寒自是伤寒，湿温自是湿温，温热自是温热，然皆列入伤寒门中，因张仲景著《伤寒杂病论》，当时不传于世，晋王叔和以断简残篇，补方造论，混名曰'伤寒论'，而不名曰"四时感证论"，从此一切感证，通称伤寒，从古亦从俗，俞氏亦从俗，故是书名曰"通俗伤寒论"。

第一章"伤寒要义"，是一个纲领，贯串着后面的 11 章。分述六经形层、六经病理、六经病证、六经脉象、六经舌苔，并设六经用药法、六淫病用药法、用药配制法，最后为六经总诀，论述六经治则。

第二章"六经方药"。按经审证，对证立方，设发汗剂、和解剂、攻下剂、温热剂、清凉剂、滋补剂，附方 101 首。

第三章"表里寒热"。分述表寒、里寒、表里皆寒、表热、里热、表里皆热、表寒里热、表热里寒、里真热表假寒、里真寒表假热诸证。

第四章"气血虚实"。分述气虚证、气实证、血虚证、血实证、气血皆虚证、气血皆实证、气虚血实证、气实血虚证、气真虚而血假实证、血真实而气假虚证诸证。

第五章"伤寒诊法"。分述观两目法，看口齿法，看舌苔法，按胸腹，问口渴否，询二便，查旧方，察新久，其中观目法及按胸腹，更为俞氏之发明。

第六章"伤寒脉舌"。详述伤寒脉舌之诊法，以补总论中"六经脉舌"之未备。

第七章"伤寒本证"。所谓本证者，谓受寒而致病者也。分小伤寒、大伤寒、两感伤寒、伏气伤寒、阴证伤寒五端。

第八章"伤寒兼证"。所谓兼证者，或寒邪兼他邪，或他邪兼寒邪，二邪兼发者也。有伤寒兼风、伤寒兼湿、伤寒兼痧、伤寒兼疟、伤寒兼疫、风温伤寒、风湿伤寒、湿温伤寒、春温伤寒、热证伤寒、暑湿伤寒、伏暑伤寒、秋燥伤寒、冬温伤寒、大头伤寒、黄耳伤寒、赤膈伤寒、发斑伤寒、发狂伤寒、漏底伤寒、脱脚伤寒21证。

第九章"伤寒夹证"。俞氏谓伤寒最多夹证，其病内外夹发，较兼证尤为难治，分夹食伤寒、夹痰伤寒、夹饮伤寒、夹血伤寒、夹阴伤寒、夹哮伤寒、夹痞伤寒、夹痛伤寒、夹胀伤寒、夹泻伤寒、夹痢伤寒、夹疝伤寒、夹痨伤寒、临经伤寒、妊娠伤寒、产后伤寒16证。

第十章"伤寒坏证"。论述伤寒转痉、转厥、转闭、转脱四大

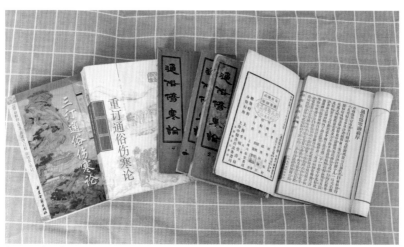

《通俗伤寒论》不同版本

重证的证治。

第十一章"伤寒复证"。论述伤寒劳复、食复、房复、感复、怒复五大难证的证治。

第十二章"调理诸法"。分述病中调护法，瘥后药物调理法、食物调理法、气候调理法、起居调理法，颇有新意。

《通俗伤寒论》版本，有1916年《绍兴医药学报》连载本，1932年上海六也堂书局本，1934年上海千顷堂书局本，1948年重庆中西医药图书社本，1955年杭州新医书局本，1956年上海卫生出版社本。

后人评《通俗伤寒论》：

1. 何秀山《通俗伤寒论·前序》评：直截了当，简明朴实。

2. 何廉臣《通俗伤寒论·后序》评：其辨析诸证，颇为明晰。其条列治法，温寒互用，补泻兼施，亦无偏主一格之弊。方方切用，法法灵通。其定方宗旨，谓古方不能尽中后人之病，后人不得尽泥古人之法，全在一片灵机，对证发药，庶病伤寒者其有瘳乎？……俞氏此著，勤求古训，博采众法，加以临证多年，经验丰富，故能别开生面，独树一帜，多发前人所未发，一洗阴阳五行之繁文，真苦海之慈航，昏衢之巨烛也。学者诚能从此书切实研求，广为探索，则历代伤寒名家，皆堪尚友矣。

3. 曹炳章《通俗伤寒论》绪言评：可谓方法美备，学理新颖，不但四季时病无一不备……成伤寒独一二之大观，为当今改进国医之先锋，可为后学登堂入室之锁钥，亦无不可。

4. 曹炳章《重订通俗伤寒论》题词评：经何廉臣先生增订过的《通俗伤寒论》，自1932年出版以来，医学界公认为四时感证之诊疗全书。

5. 张山雷《增订通俗伤寒论·序》（1934年上海千顷堂书局版）评：且言虽浅近，而取之不尽，用之不竭，智者见智，仁者见仁，老医宿学，得此而且以扩充见闻，即在后生小子，又何往而不一览了解，心领神会？

6. 徐荣斋（浙江中医杂志，1981（7）：290）评：内容都是诊疗伤寒的临床经验，简明切要，完全系当时传道授业之口诀，浮泛语少，实用价值高。

俞根初的主要临证经验可概括为：

1. 注重祛邪　强调透达

俞氏说："医必求其所伤何邪先去其病。病去则虚者亦生，病留则实者亦死。虽在气血素虚者，既受邪气，如酷暑严寒，即为虚中夹实，但清其暑、散其寒以去邪，邪去则正自安。"（《通俗伤寒论·气血虚实》）俞氏治感证总以祛邪为首务，与伤寒派之重视扶阳，温病派之重视救阴，强调的侧重点有所不同。

①**凡伤寒病均以开郁为先**。俞氏认为，伤寒为病虽千变万化，但究其因不过是一气之通塞耳，塞则病，通则安。故提出"凡伤寒病，均以开郁为先"（《通俗伤寒论·伤寒要义·六经治法》）。指出，"如表郁而汗，里郁而下，寒湿而温，火燥而清，皆所以通其气之郁也"（同上）。将这一观点验之于临床，俞氏认为风邪自外而入，必先郁肺气，故治风宜宣气泄卫药，轻则薄荷、荆芥，重则羌活、防风，而杏、蔻、橘、桔尤为宣气之通用。寒邪为犯，除外寒宜汗，里寒宜温外，视其病变部位之不同，上焦佐生姜、蔻仁，中焦佐以朴、草果，或丁香、花椒，下焦佐小茴、沉香，或吴萸、乌药，以辛香开郁。张凤逵《治暑全书》曰："暑病首用辛凉，继用甘寒，终用酸泄敛津。"俞氏的经验是，辛凉宜上药，轻则薄荷、连翘、竹叶、荷叶，重则香薷、青蒿，而芦根、

细辛尤为辛凉疏达之能品。俞氏谓："浙绍卑湿，凡伤寒恒多夹湿。"（《通俗伤寒论·六经方药》）辨证重湿，施治主化，亦为俞氏治伤寒的一个特色。如治风湿，常以温散之品以微汗，通用羌、防、白芷，重则二术、麻、桂，以取"风能胜湿"之意。湿热以芳淡之品宣化之，通用如蔻、藿、佩、滑、通、二苓、茵、泽之类，重则五苓、三石，亦可暂用，取其辛香疏气，甘淡渗湿之义。燥邪为病，虽有凉燥、温燥之分，治有温润、凉润之异，但俞氏以为达郁宣气则一。郁火为患则宜发，发则火散而热泄，轻扬如葱、豉、荷、翘，升达如升、葛、柴、芎以发散之。

俗医治温病热证，往往急于清火，而忽于里滞。不知胃主肌肉，胃不宣化，即极力凉解，反成冰伏。俞氏之枳实导滞汤，用小承气合连、槟为君，苦降辛通，善导里滞，再佐以楂、曲疏中，翘、柴宣上，木通导下，升者升，降者降，不透发而自透发。治心包气郁之证，俞氏以连翘栀豉汤清宣包络，疏畅气机。方中以清芬轻宣心包气分主药连翘，及善清虚烦之山栀、豆豉为君，臣以辛夷仁拌捣郁金，专开心包气郁，佐以轻剂枳、桔，宣畅心包气闷，以达归于肺，使以橘络疏包络之气，蔻末开心包之郁。若光清热而不开郁，无异扬汤止沸，难以为功。又如香苏葱豉汤疏郁达表，柴胡达原饮开达三焦之气机，使膜原伏邪外解等，亦为疏气达郁之良剂。

俞氏重开郁的观点，我们还可从其反面——使用补法中得到佐证。如治凉燥后期，阳损及阴，肝血肾阴两亏，俞氏用当归、苁蓉、熟地、杞子、鹿胶、菟丝子等，甘温滋润以补阴，丝毫无阴凝阳滞之弊，其重疏达之意可见一斑。

②**为邪留出路**。俞氏治时病祛邪的思路是为邪留出路，具体方法是发表、攻里，"邪去正乃安，故逐邪以发表、攻里为先"（《通俗伤寒论·伤寒要义·六经总诀》）。对发表、攻里的含义，俞氏则有独特的理解，"余谓发表不但一汗法，凡发疹、发斑、发瘰、发痘，使邪从表而出者，皆谓之发表；攻里亦不仅一下法，凡导痰、蠲饮、消食、去积、通瘀、杀虫、利小便、逐败精，使邪从里而出者，皆谓之攻里"（同上）。并指出发表法中发汗、发斑、发疹之不同，由其病位深浅而异。"邪留气分，每易疏透，轻则自汗而解，重而解以战汗、狂汗；邪留血分，恒多胶滞，轻则发疹而解，重则解以发斑发疮"（同上）。其具体方法还有，外风宜散，内风宜熄，表寒宜汗，里寒宜温，伤暑宜清，中暑宜开，伏暑宜下，风湿寒湿，宜汗宜温，暑湿芳淡，湿火苦泄，寒燥温润，热燥凉润，郁火宜发，实火宜泻，阴火宜引。何秀山对此极为赞赏，说："此语极为明通，凡邪从外来，必从外去，发表固为外解，攻里亦为外解，总之使邪有出路而已，使邪早有出路而已。……邪早退一日，正即早安一日，此为治一切感证之总诀。"（同上）

俞氏在组方遣药时，充分体现了这一特点。如治邪热内陷心包之玳瑁郁金汤，方中除用介类通灵之玳瑁、幽香通窍之郁金为君外；使以山栀、木通引上焦之郁火屈曲下行，从下焦小便而泄；野菰根、竹叶、灯芯、带心翘，轻清透络，使火热、痰邪外达而神清。加减小柴胡汤，方中使以益元散滑窍导瘀，使邪从前阴而出。导赤清心汤，方中以茯苓、益元、木通、竹叶引其热从小便而泄，以童便、莲心咸苦达下，交济心肾而速降其热。何秀山在该方的按语中说："是以小便清通者，包络心经之热，悉从下降，神气清矣。"又如蠲饮万灵汤，方中用芫花、甘遂、茯苓、大戟峻下逐水，使胸及胁腹之饮，皆从二便而出。由临床验之，为邪留出路，诚不失为一种治时病的好方法。

③**分步逐邪法**。俞氏认为当认证确切后，下水结则甘遂、大戟，下瘀结则醋炒生军，下寒结则巴豆霜，下热结则主生军，"应用则用，别无他药可代，切勿以稳药塞责，药稳定而病反不稳定也"（《通俗伤寒论·伤寒要义·六经用药法》）。故俞氏治吐泻不得、腹痛昏闷、病势险急之干霍乱，急用涌吐法，川椒五七粒和食盐拌炒微黄，开水泡汤，调入飞马金丹十四五粒，作速灌服，使其上吐下泻，祛其邪以安正。但若寒热互现，虚实错杂，新感宿疾并见而病情繁复者，当视其轻重缓急，分步治之，而难度亦更大。俞氏谓："人皆谓百病莫难于伤寒，予谓治伤寒何难？治伤寒兼证稍难，治伤寒夹证较难，治伤寒变证更难，治伤寒坏证最

难。盖期间寒热杂感、燥湿互见、虚实混淆、阴阳疑似，非富于经验而手敏心灵、随机应变者，决不足当此重任。"(《通俗伤寒论·伤寒要义》）俞氏从其临证得失中体会到，"切不可一见暑病，不审其有无兼证夹证，擅用清凉也"(《通俗伤寒论·伤寒要义·六淫病用药法》）。暑湿乃浊热黏腻之邪，最难愈，治之初用芳淡，继用苦辛通降方能收功。伤寒兼寒湿者，先与苏羌达表汤加苍术、川朴，使其微汗以开胃。兼湿热者，先与藿香正气汤加冬瓜皮仁、丝通草芳淡化湿以双解表里，继与增减黄连泻心汤，苦辛通降以肃清湿热，终与白术和中汤，加川斛、谷芽，温和中气以开胃。内伤血郁、外感风寒之夹血伤寒，当活血解表为先，轻则香苏葱豉汤加减，重则桂枝桃仁汤出入；次下瘀血，轻则五仁橘皮汤合抵挡丸，重则桃仁承气汤，俟瘀降便黑，痛势轻减者，可用四物绛覆汤，滋血活络以善后，或用新加酒沥汤滋阴调气以芟根。

④通补兼施。俞氏祛邪的另一种特色为"以通为补"。治妊娠伤寒，俞氏的治则是"疏邪解表，以治其标；扶元托散，以培其本。营虚者，养血为先；卫虚者，补气为亟；营卫两虚，温补兼施"(《通俗伤寒论·妊娠伤寒》）。但若孕妇见里热壅闭，大便不通，脉洪数者，俞氏主张治以三黄解毒汤（黄连、黄芩、黄柏、栀子、大黄）。若妊娠而见热郁阳明，热极而发紫黑斑，脉洪数者，若不急治，胎陨在即，主以青黛石膏汤（青黛、鲜生地、生石膏、

升麻、黄芩、焦栀子、葱头）。俞氏的经验是，"如用血分滋腻之药不效，又当审察应下则下，惟中病则止，不可固执成法"（同上）。治产后伤寒身热，恶露为热搏不下，烦闷胀喘狂言者，抵挡汤及桃仁承气汤主之。伤寒小产，恶露下行，腹胀烦闷欲死，大黄桃仁汤（朴硝、大黄、桃仁）主之。俞氏谓："以通为补，此皆庞安常之法也。"（《通俗伤寒论·产后伤寒》）

俞根初治时病重祛邪的观点，与张子和很相似（编者注：张子和，金元四家之一，"攻邪派"代表），但俞氏之祛邪法纯由伤寒出发，故更切于时病之治，亦更灵活实用。可以说，俞氏注重祛邪、强调透达的经验，是张子和祛邪理论在时病治疗中的活用，也为张子和攻邪理论增添了新内容。

2. 治伤寒独重阳明

俞氏谓："伤寒证治，全借阳明。"（《通俗伤寒论·伤寒要义·六经治法》）"凡勘伤寒病，必先能治阳明。"（《通俗伤寒论·伤寒要义·六经总诀》）俞氏这一观点源于张仲景顾护胃气的学术思想，较陆九芝在《伤寒阳明病释》中提出的"阳明为成温之薮"的思想，更为完善，更切实用。

① 六法全借阳明。俞根初说："邪在太阳，须借胃汁以汗之；邪结阳明，须借胃汁以下之；邪郁少阳，须借胃汁以和之；太阴以温为主，救胃阳也；厥阴以清为主，救胃阴也；由太阴湿胜而伤及

肾阳者，救胃阳以护肾阳；由厥阴风胜而伤及肾阴者，救胃阴以滋肾阴，皆不离阳明治也。""伤寒多伤阳，故末路以扶阳为急务；温热多伤阴，故末路以滋阴为要法。扶阳滋阴，均宜侧重阳明。"

何秀山对此作了很好阐发："伤寒虽分六经，而三阳为要，三阳则又以阳明为尤要，以胃主生阳故也。若三阴不过阳明甲里事耳，未有胃阳不虚而见太阴证者，亦未有胃阴不虚而见厥阴证者；至于少阴，尤为阳明之底板，惟阳明告竭，方致少阴底板外露，若阳明充盛，必无病及少阴之理。盖少阴有温清二法，其宜温者，则由胃阳偏虚，太阴湿土偏胜所致；其宜清者，则由胃阴偏虚，厥阴风木偏胜所致。阳明偏虚，则见太阴、厥阴；阳明中竭，则露少阴底板。故阳明固三阴之外护，亦三阳之同赖也。如太阳宜发汗，少阳宜养汗，汗非阳明之津液乎？"（《通俗伤寒论·伤寒要义·六经治法》）

故此，俞氏设九味仓廪汤以益气发汗，此方妙在参、苓、仓米益气和胃，协济羌、防、薄、前、桔、甘，各走其经以散寒，又能鼓舞胃中津液，上输于肺以化汗，即所谓"借胃汁以汗之"之意。设调胃承气汤缓下胃府结热，其药较仲景调胃承气汤多姜、枣二味，以助胃中升发之气，秉"借胃汁以下之"之意。又借仲景小柴胡汤和解益气，俞氏特别欣赏方中参、夏、姜、枣、草和胃阴壮里气之用，"盖里气虚则不能御表，表邪反乘虚而入，识透此诀，始识仲景用参之精义。盖上焦得通，津液得下，胃气因各不强通其汗，而自能微汗以解"。俞氏以为治法虽千变万化，但健脾胃必须时时放在首位，脾胃若不健，药又岂能收功？俞氏治阴虚火旺，心阴虚者，以阿胶黄连汤为主药；肝阴虚者，丹地四物汤为主药；脾阴虚者，黑归脾汤为主药；肺阴虚者，清燥救肺汤为主药；肾阴虚者，知柏地黄丸为主药；冲任阴虚者，滋任益阴煎为主药。但若胃未健者，则以先养胃阴为首要，洋参、燕窝、银耳、白毛石斛、麦冬等品为主药。

在制方时，俞氏常顾及阳明，如清燥养营汤，方中以陈皮运气疏中，妨碍胃滞气，梨汁醒胃以增汁。在瘥后调理时，更重脾胃，俞氏认为瘥后遗症的药物调理，当分补虚、清热两项。补虚有两法，一补脾，一补胃，可以六君子汤、黄芪建中汤、叶氏养胃汤加减。清热亦有两法，初病时之热为实热，宜苦寒药清之；大病后之热为虚热，宜用甘寒药清之，二者有霄壤之殊。凡人身天真之气，全在胃口，津液不足，即是虚，生津液即是补虚。故以生津之药合甘寒泻热之药以治感后之虚热，如麦冬、生地、丹皮、北沙参、西洋参、鲜石斛、梨汁、蔗浆、竹沥、鲜茅根之类，皆为合法，丝毫无苦寒之弊，其重阳明之意昭然若揭。

②阳明多火化症、重危症。风寒暑湿，悉能化火，故火病独多；火必就燥，阳明专主燥气，故久必归阳明。风寒、暑湿、湿

热，一经传到阳明，皆成燥火重症。故俞氏谓："阳明之为病，实证多属火。"（《通俗伤寒论·伤寒要义·六经总诀》）"六经实热，总清阳明。"（同上）阳明又多兼证、重危症。胃热冲肺则咳逆痰多，冲心包络则神昏发厥；冲心则神昏谵语，或但笑而不语；下烁肝肾，则风动发痉，阴竭阳越，其变证由于失清失下者多。阳明之邪，失表失清，以致陷入太阴，故阳明又多中湿证（俞氏分阳明标证、本证、中见证、兼证）。当辨湿重而热轻者，失于汗者，往往内郁成斑，斑不得透，毒不得解，尤为危候，急宜提透，不使毒邪陷入少厥二阴。邪入阳明，热结燥实者固多，气结湿滞者亦不少见。

故俞氏在治疗阳明时，先将其分成上、中、下三脘，分上、中、下三脘现证，以别其浅深轻重之不同。俞氏谓："阴阳本证，在上脘病尚浅，咽干口苦，气上冲喉，胸满而喘，心中懊憹；在中脘病已重，大烦大渴，胃实满，手足汗，发潮热，不大便，小便不利；在下脘，由幽门直逼小肠，且与大肠相表里，病尤深重。日晡发热，谵语发狂，目睛不知，腹胀满，绕脐痛，喘冒不得卧，腹中转矢气，大便胶闭，或自利纯清水，昏不识人，甚则循衣摸床，撮空理线。"（同上）俞氏治阳明之法虽多，然总以健运胃气，或清或下为主。具体方药有，以大承气汤峻下大肠结热，调胃承气汤缓下胃府结热，陷胸承气汤肺与大肠同治，厚朴七物汤攻里兼发表，柴芩清膈煎攻里兼和解，六磨饮子下气通便，枳实导滞汤下滞通便，加味凉膈煎下痰通便，白虎承气汤清下胃府结热等。何秀山赞曰：阳明病"其生其死，不过浃辰之间，即日用对病真方，尚恐不及，若仅视同他病，力求轻稳，缓缓延之，而病多有迫不及待者。俞氏善用凉泻，故能善治阳明，而名医之名，亦由此得"（同上）。

[贰] 何廉臣

何廉臣（1861—1929），名炳元，号印岩，晚号越中老朽，浙江绍兴人。出生于世医之家，其祖父何秀山亦为名医。幼习举业，为庠生，乡试两荐不售，及冠之年，弃儒习医。先与沈兰垞、严继春、沈云臣讲习古医学说三年，继从名医樊开周临证三年，后出游访道，集思广益。先寓苏州一年，后居上海三年，每遇名医辄相讨论，尤以苏州傅星槎处受益良多。其时，正值西学东渐，又取西医译本悉心研究。1891年秋，因病回绍，翌年春在城内宝珠桥悬壶卖药。何氏一边

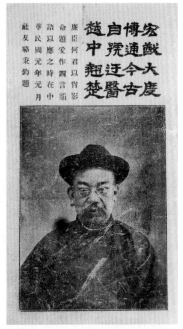

廉臣何君以宵影
命题发作四言
语以应之时在中
华民国元年元月
社友骆乘钧题

宏戴大度
博通今古
白凭医
越中翘楚

何廉臣

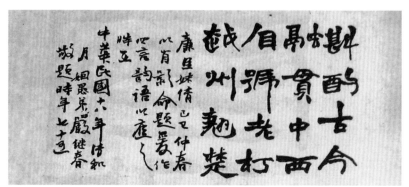

严继春题字

行医，一边勤学不止，与赵晴初结为忘年交，并深受其影响。

1908 年，何氏创组绍郡医药学研究社，被推为首任社长，同年 6 月，创办《绍兴医药学报》，主持学报编辑事务。1915 年，神州医药会绍兴分会成立，何氏被推为评议长，兼任总会的埠外评议员。何氏于发扬光大绍派伤寒学说贡献殊大。他尽十三年心血反复校勘俞根初《通俗伤寒论》，将原书三卷增订为十二卷，内容比原书增加了三倍，发明俞氏未尽之处。

何氏生平著述颇丰，除选按《通俗伤寒论》，重订《感症宝筏》外有《重订广温热论》《湿温时疫治疗法》《全国名医验案类编》《增订时病论》《新增伤寒广要》等，校刊之书有《伤寒论识》《伤寒百证歌注》《伤寒论述义》等，还有不少未竟书稿。

哲嗣幼廉、筱廉，皆笃学精诣，能传其业。曹炳章、毛凤岗、严绍琪、俞修源、郑惠中出其门下。殁后，葬于绍兴县（今绍兴

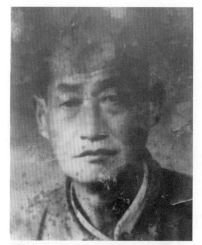

郑惠中

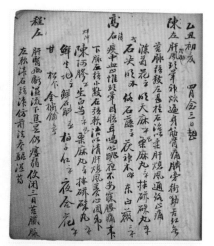

郑惠中《何廉臣医案》抄本

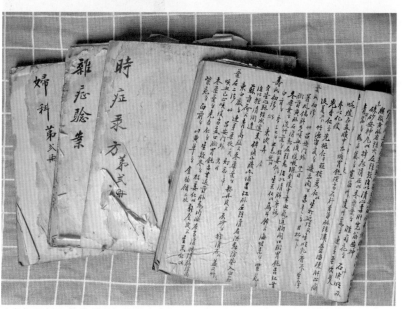

郑惠中（何廉臣学生、婿）录何廉臣脉案

市）谢墅郑家山之牛羊岗。

其相关著作有：

选按《通俗伤寒论》

见俞根初《通俗伤寒论》。

《感症宝筏》

本书原为清代吴贞的《伤寒指掌》，由何廉臣重订后改名为《感症宝筏》。该书认为伤寒是热病的总名，书中首论六经本病，次述变病类病。其论六经病证，先列主要症状，次以方证并治。书中广收治疗外感病证的古法与新法，古法源于《证治准绳》《医宗金鉴》及《伤寒来苏集》等，新法则参叶天士、薛生白等治

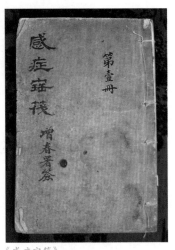

《感症宝筏》

疗心得，可谓深得前贤要领，于温热、暑热、疫疠之类伤寒，辨析明白，立法处方随证变通，依从温热病性取治，处处可见其经验之丰富，识力之精专。

该书现存 1911 年浙东印书局刊本、1912 年绍兴明强书药局铅印本、1913 年泰兴丁德元抄本、1918 年上海鸿宝斋石印陆懋修重订本、1928 年上海广益书局石印本及若干抄本和刻本。

《重订广温热论》

本为戴天章所撰《广瘟疫论》，后经陆懋修删订补充，改名"广温热论"，再经何廉臣参考前贤所作，进行综合印证、增删补充、悉心重订，最终名为"重订广温热论"。

该书力主伏火是伏气温病的共同病因，倡立温热四时皆有学说，阐明新感温病与伏气温病的本质区别，创立了伏气温病辨证论治的完

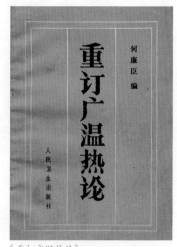

《重订广温热论》

整体系，形成了"一因、二纲、四目"较为完整的温热病辨证论治体系。

《湿温时疫治疗法》

又名"医学卫生湿温时疫治疗法"，全书共四章，载方135首，主要收录绍兴医学会会员研究湿温证治的相关手稿。民国元年（1912）春夏之交，绍兴及其周边各乡爆发时疫，绍兴医学会对此次疫情进行多方调查，明确疫情证属湿温疫邪伏气为病，遂将调查报告、各会员临证实践心得撰写成稿，陆续发表于《绍兴医学卫生报》，后汇订成册。

本书分病名之定义、病因之原理、病状及疗法、卫生及预防

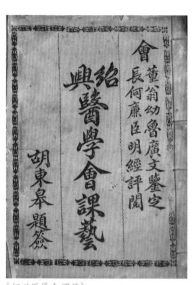

《绍兴医学会课艺》

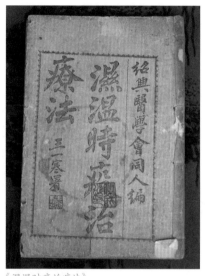

《湿温时疫治疗法》

四章，从中西医不同角度系统论述湿温时疫的病名、病因、治法、预防、转归与预后。书中将湿温病名概括为"大抵无传染性者，谓之湿温时病；有传染性者，则为湿温时疫"。临床诊治分急性、慢性时疫二种，急性为"血分温毒病"，又可分为"肝络郁而相火劫液，液结化燥者"与"心络郁而君火烁血，血热生风者"，慢性为"气分湿秽病"，有湿多热多之分。诊治后罗列湿温病的各类变症，并简述其病证特点和治疗方法，主要为湿温化痧气、霍乱、疟证、泄泻、黄疸、痢疾、水痘、肿胀。同时提出疫病防治过程中的注意事项，包括衣被清洁、饮食节制、新鲜空气、调节养病环境和择医、购药事宜等。本书内容实用、论证系统，引经据典，在前人论述的基础上结合时医经验，为湿温时疫临证专著。

现存 1913 年绍兴医药学报社铅印本，1937 年大东书局、1990 年上海科学技术出版社出版的《中医医学大成》，1986 年上海科学技术出版社出版的《珍本医书集成》均收录本书。

[叁] 曹炳章

曹炳章（1878—1956），字赤电，又名彬章、琳笙，浙江鄞县（今宁波市鄞州区）人。14 岁随父至绍兴，进中药铺学业。1896年，从方晓安受读《内经》《难经》《伤寒》《金匮》《本草》等书凡 7 年，后问业于何廉臣 20 余年。1902 年在诸善弄口开业。1913年，移诊所于城中大街和济药局。1904—1920 年间，历任同义局施医 9 年，后任防疫医院 1 年，同善局施医 8 年。自 1920 年辞却公职，除门诊、出诊外，专心著述。曹氏精内、妇、儿科，尤擅喉症，熟谙药性。

曹氏一生著述甚丰，已出版的有《鸦片戒除法》二卷，《喉痧证治要略》一卷，《秋瘟证治要略》一卷，《痰证膏丸说明书》一卷，《彩图辨舌指南》六卷，《瘟痧证治要略》一卷，《规定药品之商榷》二卷，《医界新智囊》

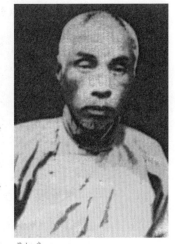

曹炳章

一卷。经他补注、批校、增订的有《潜斋医学丛书》14 种，《医学广笔记》四卷，《慎斋遗书》十卷，《陆氏三世医验》八卷，《增订医医病书》二卷，《临证医案笔记》六卷，《增订伪药条辨》四卷。他所主编的《中国医学大成》，选辑历代珍本、善本医著及自撰医药论说计 365 种，惜因战乱，刊印未半即停印。曹氏所存手稿，有《霍乱症治要略》《人参通考》《奇病通考》《曹氏医藏类目》《浙江名医传略》等约 30 余种。

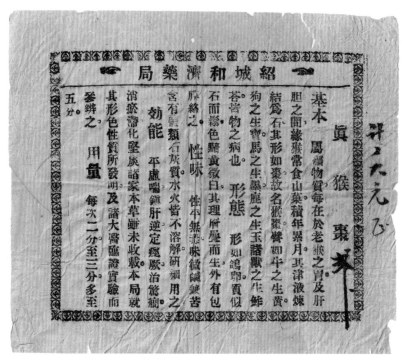

和济药局中药单

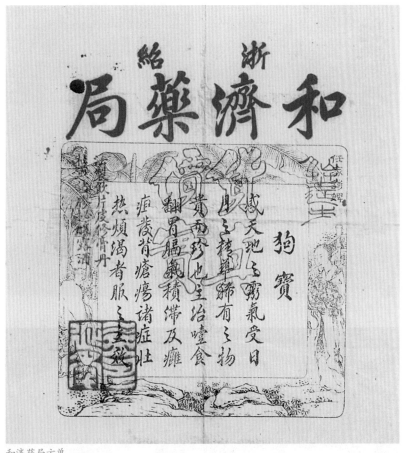

和济药局方单

1956 年，浙江省卫生厅聘请他为《浙江中医月刊》（即现《浙江中医杂志》）名誉总编辑，惜不幸于赴任前病逝。曹氏殁后，部分藏书及手稿，由浙江省中医研究所、中国中医研究院等单位征集保存。

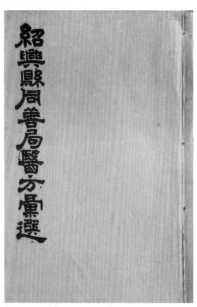

《绍兴县同善局医方汇选》

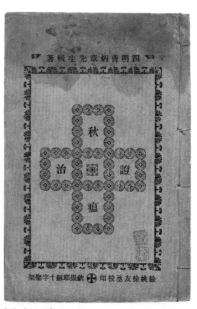

《秋瘟证治》

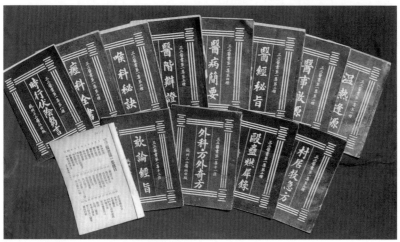

《三三医书》书影

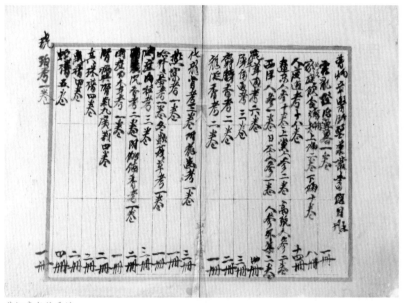

曹炳章书稿手迹

其相关著作有：

选按《通俗伤寒论》

见俞根初《通俗伤寒论》。

《中国医学大成》

1934 年，上海大东书局欲整理浩瀚之祖国医学典籍，邀曹氏担此重任。曹氏从自己珍藏的万余册医籍中，择其最有价值而且切合实用者，精心选定 365 种，予以校勘、重订，编成《中国医学大成》，历时 3 年，于 1936 年底全稿交齐后陆续付印。因抗战爆发，未能按计划全部出版，至 1940 年停印，出版了 128 种。

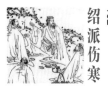

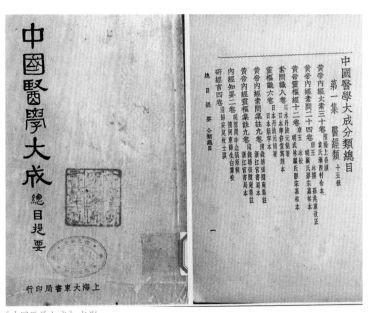

《中国医学大成》书影

　　全书分医经、药类、诊断、方剂、通治、外感病、内科、外科、妇科、儿科、针灸、医案、外集 13 类，凡 365 种，计 1000 册，2000 余卷。以医经为首，由源及流，最后以医话、医史殿其后。每类悉以作者的时代先后为排列次序，每书列提要，前述作者简况，次及著作原意及内容概要，每书均详密校勘、圈点，并择名家最有价值之评注列入书内，以便利读者。在这部丛书中，曹氏自己的著作计五种，包括《曹氏医药论文集》四卷，《浙江名医传略》二卷，《历代名医传略补编》二卷，《对山医话补编》一卷，《巢氏导引法续编》一卷。在前人原著的基础上续编和增辑的计 8 种,增评的计 7 种,圈点的计 18 种,校订的计 36 种。是书既出,即享盛誉。吴兴叶橘泉称其为"集医学之大成"。厦门吴锡璜说:"是书一出,三善毕具。言其浅可使学医者得门径可循,一善也;言其深可使医学家精参博考,循环溯源,以达于由博返约之地位,二善也;至所立各科,无门不备,无义不臻,在为医者固免抉择之苦,省购书之费,即未为医者,案头置此书以资参考,亦可得医学之常识,次三善也。"宋大仁在序言中谓:"曹先生之主编是书也,亦丛书性质耳,且非徒聚一家之言,实集各家之长之丛书也。……兹书一旦问世,人人皆有获读秘籍之机会,必不似从前为少数人之私有物矣。不仅有沾溉学人之益,且维我国数千年医学文献于不坠也。"

《彩图辨舌指南》

本书初稿成于 1910 年,名《辨舌新编》,分期刊于《绍兴医药学报》。后经增订,改名"辨舌指南",1917—1926 年间,先后由绍兴育新书局、上海大东书局、会文印刷所等数家出版社多次刊印。在此基础上,增入 122 帧彩色舌图谱,6 帧着墨舌图,正式定名为"彩图辨舌指南",1928 年由集古阁石印出版。

全书六卷。卷一至卷三为辨舌总论,上考《素问》《灵枢》,下迄同时代的《通俗伤寒论》,凡有关验舌辨证之法,多所摘录。书中引述不少不常见的医籍,如郭元峰的《脉舌》、马氏的《医

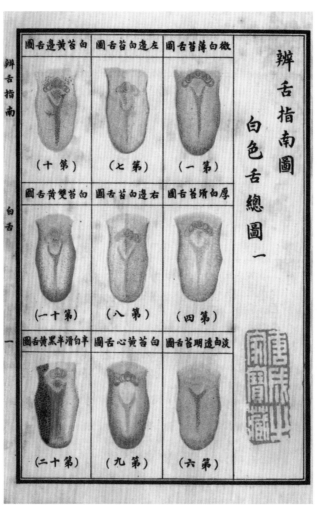

《彩图辨舌指南》内页

悟》、梁特岩的《舌鉴辨证》、胡玉海的《察舌辨析法》、刘吉人的《察舌辨证心书》等书。卷四至卷五为辨别各种病理舌象的医论，酌古参今，附作者舌诊心得，并图文对照。卷六为杂论和历代医家辨舌病的验案，以及治疗舌病的要方。书中初步以现代医学的解剖、组织、生理学来阐明祖国医学舌诊原理，是一部有影响的舌诊学研究专著。

其常见版本有 1920 年绍兴育新书局本，1928 年上海集古阁石印本。丁光迪对本书作了全面校勘、标点，1962 年由江苏人民出版社出版。2005 年，本书列入国家"十五"规划重点图书《民国名医著作精华》书目，由裘俭点校，福建科技出版社重新出版。

［肆］邵兰荪

邵兰荪（1864—1922），名国香，字兰荪，浙江山阴（今绍兴市柯桥区）人，清末民初江浙名医。邵氏世居绍兴钱清杨汛桥，家素清贫，自幼过继给其叔，曾师从名医王馥原，医技日进。邵氏生平对《伤寒杂病论》《黄帝内经》《难经》等著作多有研究，尤为推崇叶天士《临证指南》和程钟龄《医学心悟》二书。其对温、暑、时感及虚劳、妇人经带的诊治颇有心得，至今当地仍流传着一首民谣："活神仙，何处逢？杨汛桥，小郎中。"因邵氏年未及冠，即悬壶济世，故有"小郎中"之称。有后人所辑六种《邵氏医案》存世，为绍派伤寒代表医家。

其相关著作有：

《邵兰荪医案》

邵氏一生诊务繁忙，未有著述留存，其医案为后人收集整理所成，现存有六种。邵氏著述最早见于 1936 年刊行的医学丛书《珍本医书集成》，裘吉生先生收集其临证散方，整理筛选后汇集成册，取名为《邵氏医案》，共一卷。内中不分病种科别，案上无患者姓名、地址及就诊日期，亦无复诊记载。后学曹炳章钦其学识经验，得以援引各病家留存方案，继裘吉生《邵氏医案》后汇成《邵兰荪医案》4 卷，由史介生加以评按，收入 1937 年刊行的《中国医学大成》内，书中收录方案 200 余则，内容大致分为风暑温热病、虚劳病、内科杂病、妇产科病等类。1988 年，中华中医学会萧山分会出版《周辑邵氏医案评议》，此书为周毅修先生所辑，由周明道、沈敏之编著评议。浙江中医药大学潘国贤教授于友人处寻得一叠邵氏方案原件，经友人同意后将其刻印成《邵兰荪累验医案》，现藏于浙江中医药大学图书馆，为浙江中医学院油印本。其书所分六淫之门较曹炳章先生更为合理，将邵氏擅长外感疾病诊治的特点反映得更加清晰。同时，《浙江中医杂志》于 1957 年第三期上选登了邵氏方案二十余则，为杂志编辑部寻访收集所得。浙江中医药大学图书馆藏《邵兰荪医案真迹》一册，内裱衬邵氏亲笔方案原件十八则，由魏康伯副教授题签书名。此书

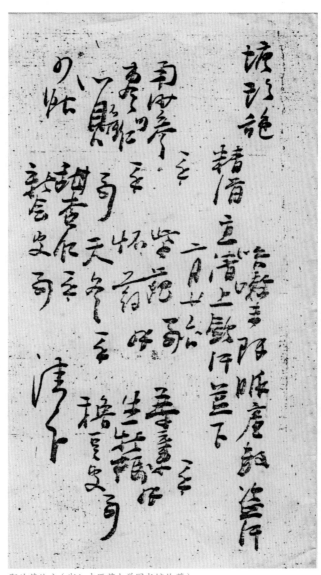

邵兰荪处方（浙江中医药大学图书馆收藏）

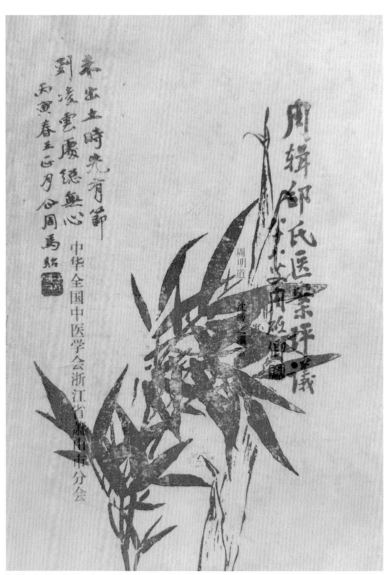

《周辑邵氏医案评议》

内容与已刊行邵氏医案并不重复，原件系绍兴东关牙医劳和鸣先生所珍藏，后转赠于潘国贤教授，潘老将原件装裱成册后交由浙江中医进修学校（浙江中医药大学前身）图书馆保存。另有林之愚所编《邵兰荪医案》未刊稿及邵氏女婿孙懿人《邵氏医案》辑本21册。

［伍］胡宝书

胡宝书（1869—1933），名玉涵，别名治安，宝书为其字，以字行，浙江绍兴人。居绍兴赏祊村及菖蒲溇，1926年遭火灾，曾一度暂居城内杨家弄。为绍派伤寒医家中之杰出代表。

胡氏7岁随祖父云波、父道高学医，年未及冠，已能代祖应诊。光绪年间，初出问世，即膺时誉，每日应

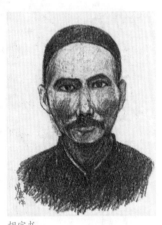

胡宝书

诊百余人，辄见舟楫塞港，车马堵道。菖蒲溇随之而开设的药铺有三家。治病能因地因时因人而施，疗效卓著，其辨证重湿、施治主化、用药轻清、制方透灵的辨治特色，丰富了绍派伤寒的学术思想，在浙东影响颇大。著有《伤寒十八方》《校正药性》（由其祖父撰写，胡氏校正），并遗有大量医案。子二，思范、思恭，女五人，孙四人，葬县之感风乡湖钟溇。

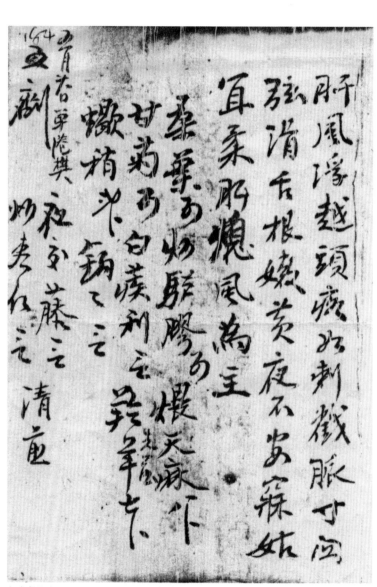

肝风痰越颠疯惊
强消舌根嫩黄夜不安寐姑
宜柔肝愧风为主

霜桑叶
甘菊花
蝎稍

四肢苔草卷舆
五刺
清童

其相关著作有：

《伤寒十八方》

本书成书年代不详，由后人整理先生手稿留存至今。全书以师徒问答形式写成，共四问四答，内容涉及胡氏临证指导思想、立方用意、用药特色等。

《伤寒十八方》即胡宝书自创临证十八首常用方，分别是疏表散邪方、祛暑调中方、芳淡轻宣方、辟浊散痧方、化湿透热方、清气泄热方、苦辛通降方、清营凉血方、宣窍透邪方、消食化滞方、祛湿通络方、清泄少阳方、清热止痢方、清热破血方、清热解毒方、清咽利肺方、化湿醒脾方、清养胃阴方。胡氏"伤寒十八方"为其一生治病心得之结晶，自谓其"立方与选药，务求精简而不杂，由博返约，方称合度；所选药味不多，统治病症较广"，秘而不传。

[陆]徐荣斋

徐荣斋（1911—1982），名国椿，晚年自号三补老人，浙江绍兴人。早年随杨质安游，继又问业于曹炳章。治学严谨，勤于著述，著有《重订通俗伤寒论》《妇科知要》《读书教学与临证》《内经精义》，点校《医宗必读》等医书，发表学术论文

徐荣斋

50 多篇。徐氏于 20 世纪 30 年代初开始从事中医临床工作，50 年代末转任教于浙江中医学院，曾任《浙江中医学院学报》编辑室主任，被浙江省人民政府聘为高级职称评定委员会医学组委员，1980 年加入中国共产党。徐氏一生研究、弘扬绍派伤寒不遗余力，晚年在《山东中医学院学报》编辑室编辑的《名老中医之路》上发表《以"治学三境界"的精神学习〈内经〉》一文，广受赞誉。

其相关著作有：

《重订通俗伤寒论》

详俞根初《通俗伤寒论》。

《读书教学与临证》

本书成书于 1985 年。徐氏自 1981 年始整理其历年来于中医药刊物上发表的学术论文和一部分未发表文稿，辑成《读书教学与临证》一书，共收录学术论文 40 篇，分为"读书体会""教学讲座"和"临床经验"三大部分。内容涉及徐荣斋先生对中医四大经典的阐释、不同医家注释经典的评述、医籍学习方法的介绍、临床

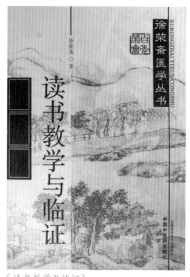

《读书教学与临证》

诊治经验的总结等。后徐氏家人提供其部分珍贵手稿，经其学生整理将本书增补完善为 46 篇，于 2011 年在其诞辰百年之际，由中国中医药出版社再版。徐荣斋先生治学严谨，博览群书，临证治病必求其本，且推崇经典，喜用经方，选方用药灵活，年近古稀仍坚持汲取现代医学知识，读书临证，相互促进，在教学、临证、科研等方面皆取得不凡成果。先生于此书中所展现的治学精神与学术思想，使当下年轻医生的行医求学受益良多。

1985 年由北京的人民卫生出版社初版，2011 年中国中医药出版社再版。

［柒］连建伟

连建伟，1951 年 2 月生，浙江嘉善县人。1980 年毕业于北京中医学院，为首届中医研究生。浙江中医药大学教授，主任医师，博士生导师，全国名中医，浙江省首批国医名师。历任浙江中医药大学副校长，第十、十一届全国政协委员，第三至七批全国老中医药专家学术经验继承工作指导老师，中华中医药学会方剂学分会主任委员，中国民主促进会

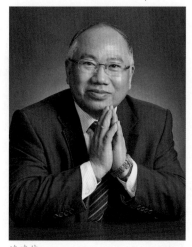

连建伟

中央委员会委员；现任中华中医药学会方剂学分会名誉主任委员，中国哲学史学会中医哲学委员会副会长，浙江省文史研究馆馆员。享受国务院政府特殊津贴。

其相关著作有：

《三订通俗伤寒论》

《三订通俗伤寒论》于 2002 年 5 月由中医古籍出版社出版发行，此书为俞根初原著，经连建伟订校、徐晓东参订所成。《通俗伤寒论》为清代乾嘉年间绍兴陶里乡名医俞根初原著，清乾隆四十一年（1776）俞根初友人、绍兴长乐乡何秀山为此书选加按语，至民国初期复由何秀山之孙何廉臣校勘，并于《绍兴医药学报》发

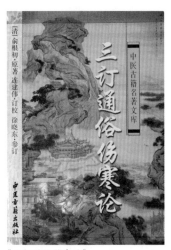

《三订通俗伤寒论》

表，随编随印。何廉臣逝世后，何廉臣之子何幼廉、门人曹炳章共同编校此书，于民国二十三年（1934）三月由上海六也堂书局刊出《绍派伤寒》十二卷本。1956 年《重订通俗伤寒论》分别由杭州新医书局、上海卫生出版社、上海科技出版社出版，此书为徐荣斋先生在曹炳章先生的指导下对《通俗伤寒论》一书重新编校所成。

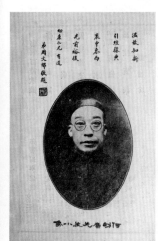

何幼廉

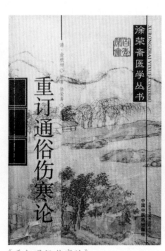

《重订通俗伤寒论》

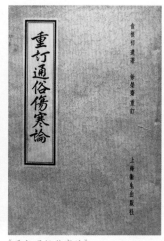

《重订通俗伤寒论》

　　连建伟订校《三订通俗伤寒论》以上海科技出版社 1959 年 2 月新 1 版《重订通俗伤寒论》为底本，以 1934 年 5 月上海六也堂书局铅印《通俗伤寒论》十二卷本为主校本，1916 年绍兴医药学报社铅印大增刊《通俗伤寒论》本为旁校本，1956 年杭州新医书局《重订通俗伤寒论》为参校本，对全书进行校勘。连老删繁就简、查漏补缺，脱字补之，错字改之，对谬误费解之处加以按语，《通俗伤寒论》原书更臻完善。

四、俞根初名方选粹

《通俗伤寒论》『六经方药』篇收录俞氏临证经验方113首，分为发汗剂、和解剂、攻下剂、温热剂、清凉剂、滋补剂六部分。本书选录发汗剂3首，为苏羌达表汤、加减葳蕤汤、葱豉荷米煎；和解剂3首，为柴胡达原饮、蒿芩清胆汤、加减小柴胡汤；攻下剂2首，为三仁承气汤、解毒承气汤。温热剂1首，为藿香正气汤；清凉剂2首，为羚角钩藤汤、五汁一枝煎。滋补剂2首，为复脉汤、新加八味地黄汤。

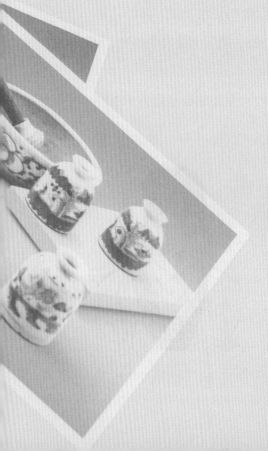

四、俞根初名方选粹

《通俗伤寒论·六经方药》载："百病不外六经，正治不外六法，按经审证，对证立方。六法为君，十法为佐，治伤寒已无余蕴。"俞氏将张景岳"汗、吐、下、温、清、补"伤寒六法中的"吐法"改为"和法"，作为临证治疗时的正治六法，又添"宣、通、补、泻、滑、涩、燥、温、清、补、消"十法作为补充，通过辨证求因、随证立方用药。

《通俗伤寒论》"六经方药"篇收录俞氏临证经验方113首，分为发汗剂、和解剂、攻下剂、温热剂、清凉剂、滋补剂六部分。本书选录发汗剂3首，为苏羌达表汤、加减葳蕤汤、葱豉荷米煎；和解剂3首，为柴胡达原饮、蒿芩清胆汤、加减小柴胡汤；攻下剂2首，为三仁承气汤、解毒承气汤；温热剂1首，为藿香正气汤；清凉剂2首，为羚角钩藤汤、五汁一枝煎；滋补

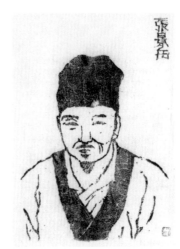

张景岳

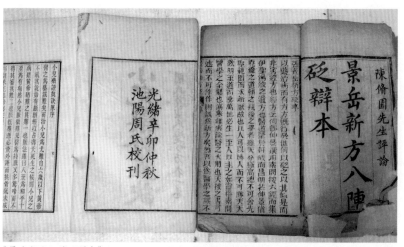

《景岳新方八阵砭辩本》

剂2首，为复脉汤、新加八味地黄汤。

1.苏羌达表汤

【原文】辛温发汗法。俞氏经验方。

苏叶钱半至三钱、防风一钱至钱半、光杏仁二钱至三钱、羌活一钱至钱半、白芷一钱至钱半、广橘红八分至一钱（极重钱半）、鲜生姜八分至一钱、浙苓皮二钱至三钱

浙绍卑湿，凡伤寒恒多夹湿，故予于辛温中佐以淡渗者，防其停湿也。湖南高燥，凡伤寒最易化燥，仲景于辛温中佐以甘润者，防其化燥也。辛温发汗法虽同，而佐使之法则异。治正伤寒证，每用以代麻、桂二汤，辄效。

【何秀山按】人有皮肉筋骨以成躯壳，皆谓之表。其中有脏腑

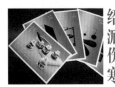

以实之，则谓之里。而其能入里出表，全在经络，故谓之传经。方以苏叶为君，专为辛散经络之风寒而设。臣以羌活，辛散筋骨之风寒；防风、白芷，辛散肌肉之风寒。佐以杏、橘，轻苦微辛，引领筋骨肌肉之风寒，俾其从皮毛而出。使以姜、芩，辛淡发散以为阳，深恐其发汗不彻，停水为患也。立法周到，故列为发汗之首剂。

2. 加减葳蕤汤

【原文】滋阴发汗法。俞氏经验方。

生葳蕤二钱至三钱、生葱白二枚至三枚、桔梗一钱至钱半、东白薇五分至一钱、淡豆豉三钱至四钱、苏薄荷一钱至钱半、炙草五分、红枣两枚

【何秀山按】方以生玉竹滋阴润燥为君。臣以葱、豉、薄、桔，疏风散热。佐以白薇苦咸降泄。使以甘草、红枣甘润增液，以助玉竹之滋阴润燥。为阴虚体感冒风温，及冬温咳嗽、咽干痰结之良剂。

3. 葱豉荷米煎

【原文】和中发汗法。俞氏经验方。

鲜葱白一枚（切碎）、淡香豉二钱、苏薄荷四分（冲）、生粳米三十粒

【何秀山按】此即《肘后》葱豉粳米煎加薄荷，《内经》所谓"因其轻而扬之"也。治小儿伤寒初起一二日，头痛身热，发冷无

"加减葳蕤汤"药方

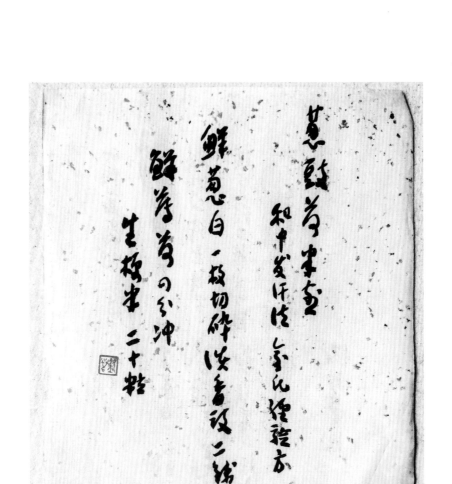

"葱豉荷米煎"药方

汗。药虽轻稳，用之辄效，医者勿以平淡而忽之。查王氏《外台》，

有加升麻、葛根者；甚则有加麻黄者；有加麻、葛、栀子者；有

加栀、芩、石膏、葛根者；有加童便者；有加葛根、生姜、粳米

者；有加葛根、粳米者；有加葳蕤、粳米、鼠屎者；有加冬花、

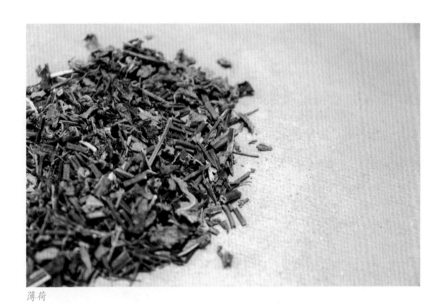

薄荷

麦冬、桔梗、甘草、槟榔、生地汁者；有加天冬、百部、紫菀、川贝、葛根、白前、广皮、生姜者；有加杏仁、童便者；有加生地、生姜、童便者；有加葳蕤、羚角、人参者。对证选用，投无不效。

4. 柴胡达原饮

【原文】和解三焦法。俞氏经验方。

柴胡钱半、生枳壳钱半、川朴钱半、青皮钱半、炙草七分、黄芩钱半、苦桔梗一钱、草果六分、槟榔二钱、荷叶梗五寸

【何秀山按】《内经》言：邪气内薄五脏，横连膜原。膜者，横膈之膜；原者，空隙之处。外通肌腠，内近胃腑，即三焦之关

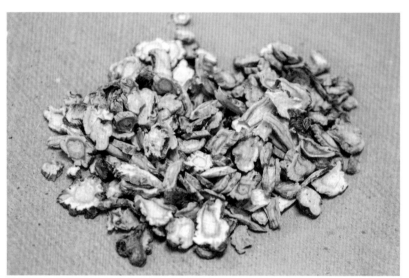

桔梗

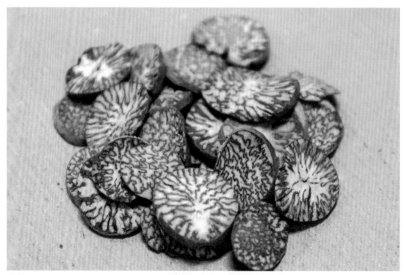

槟榔

键，为内外交界之地，实一身之半表半里也。凡外邪每由膜原入内，内邪每由膜原达外。此吴又可治疫邪初犯膜原，所以有达原饮之作也。今俞氏以柴、芩为君者，以柴胡疏达膜原之气机，黄芩苦泄膜原之郁火也。臣以枳、桔开上，朴、果疏中，青、槟达下，以开达三焦之气机。使膜原伏邪从三焦而外达肌腠也。佐以荷、梗透之。使以甘草和之。虽云达原，实为和解三焦之良方。较之吴氏原方，奏功尤捷。然必湿重于热，阻滞膜原，始为适宜。若湿已开，热已透，相火炽盛，再投此剂，反助相火愈炽，适劫胆汁而烁肝阴，酿成火旺生风，痉厥兼臻之变矣。用此方者其审慎之。

5. 蒿芩清胆汤

【原文】和解胆经法。俞氏经验方。

青蒿脑钱半至二钱、淡竹茹三钱、仙半夏钱半、赤茯苓三钱、青子芩钱半至三钱、生枳壳钱半、陈广皮钱半、碧玉散包三钱

【何秀山按】足少阳胆与手少阳三焦，合为一经。其气化一寄于胆中以化水谷，一发于三焦以行腠理。若受湿遏热郁，则三焦之气机不畅，胆中之相火乃炽，故以蒿、芩、竹茹为君，以清泄胆火。胆火炽，必犯胃而液郁为痰，故臣以枳壳、二陈，和胃化痰。然必下焦之气机通畅，斯胆中之相火清和，故又佐以碧玉，引相火下泄。使以赤苓，俾湿热下出，均从膀胱而去。此为和解

胆经之良方。凡胸痞作呕，寒热如疟者，投无不效。

【何廉臣勘】青蒿脑清芬透络，从少阳胆经领邪外出，虽较疏达腠理之柴胡力缓，而辟秽宣络之功，比柴胡为尤胜。故近世喜用青蒿而畏柴胡也。

6. 加减小柴胡汤

【原文】和解兼通瘀法。俞氏经验方。

鳖血柴胡一钱、光桃仁三钱、归尾钱半、粉丹皮二钱、酒炒黄芩一钱、杜红花一钱、生地二钱、益元散三钱（包煎）

【何秀山按】妇人中风七八日，经水适断者，此为热入血室。其血必结，寒热如疟，发作有时。此方君以柴、芩和解寒热；臣以归尾、桃仁破其血结；佐以生地、丹皮凉血泄热，以清解血中之伏火；使以益元滑窍导瘀，从前阴而出。此为和解寒热、热结血室之良方。

【何廉臣勘】叶天士先生曰：妇人经水适来适断，邪陷血室，仲景立小柴胡汤，提出所陷热邪，用参、枣扶胃气，以冲脉隶属阳明也。此惟虚者为合治。若热邪陷入，与血相结者，当从陶氏小柴胡汤去参、草、姜、枣，加生地、桃仁、楂肉、丹皮或犀角等。若本经血结自甚，必少腹满痛，身体重滞，两侧连胸背皆拘束不遂，每多谵语如狂。当从小柴胡汤去参、草、枣，加酒炒延胡、归尾、桃仁、制香附、枳壳等，去邪通络，正合其病。往往

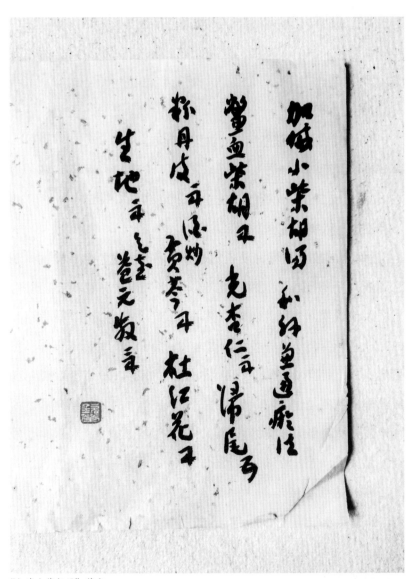

"加减小柴胡汤"药方

延久，上逆心包，胸中痹痛，即陶氏所谓血结胸也。王海藏出一桂枝红花汤加海蛤、桃仁，原为表里上下一齐尽解之理，此方甚为巧妙。

7. 三仁承气汤

【原文】缓下脾脏结热法。俞氏经验方。

大麻仁三钱（炒香）、松子仁三钱（研透）、小枳实钱半（炒香）、大腹皮二钱、光杏仁三钱（勿研）、生川军一钱（蜜炙）、油木香五分、猪胰（略炒）一钱

【何秀山按】脾与胃以膜相连。膜者脂膜也，上济胃阴，下滋肠液，皆脾所司。若发汗利小便太过，则胆火炽盛，烁胃熏脾，胃中燥而烦实。实则大便难，其脾为约，约则脾之脂膜枯缩矣。故君以麻、杏、松仁等多脂而香之物，濡润脾约，以滋胃燥。然胃热不去，则胆火仍炽，又必臣以生军、枳实，去胃热以清胆火，所谓釜底抽薪是也。佐以油木香、大腹皮者，以脾气喜焦香，而油木香则滑利脂膜；脾络喜疏通，而大腹皮又能直达脾膜也。妙在使以猪胰，善去油腻而助消化，以洗涤肠中垢浊。此为胃燥脾约、液枯便闭之良方。

8. 解毒承气汤

【原文】峻下三焦毒火法。俞氏经验方。

银花三钱、生山栀三钱、小川连一钱、生川柏一钱、青连翘

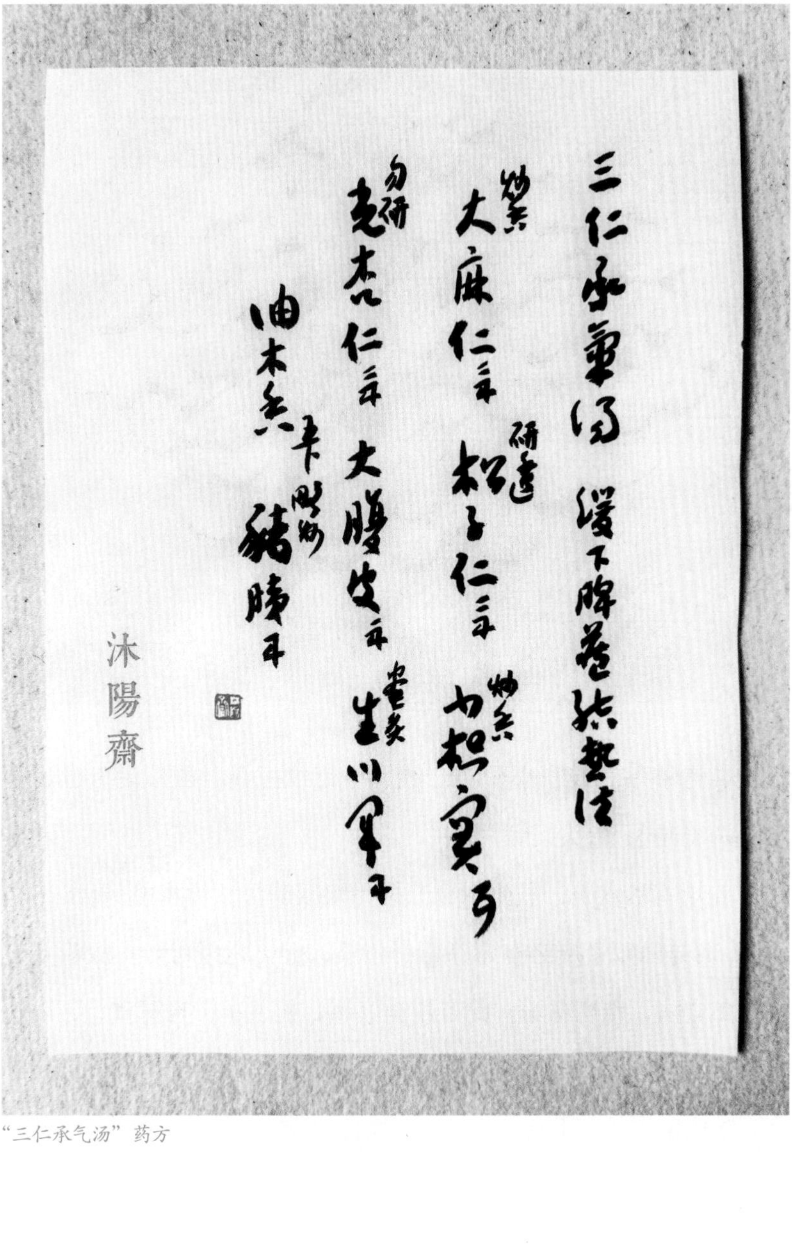

三仁承气汤

大麻仁三钱 柏子仁三钱 小枳实五分

光杏仁三钱 大腹皮一钱 生川军五分

沐阳斋

"三仁承气汤"药方

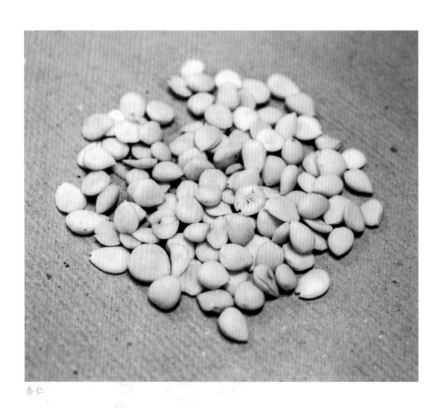

杏仁

三钱、青子芩二钱、小枳实二钱、生锦纹三钱、西瓜硝五分、金汁一两（冲）、白头蚯蚓两支

先用雪水六碗，煮生绿豆二两，滚取清汁，代水煎药。

【何秀山按】疫必有毒，毒必传染，症无六经可辨。故喻嘉言从三焦立法，殊有卓识。此方用银、翘、栀、芩，轻清宣上，以解疫毒，喻氏所谓"升而逐之"也。黄连合枳实，善疏中焦，苦泄解毒，喻氏所谓"疏而逐之"也。黄柏、大黄、瓜硝、金汁，咸苦达

"解毒承气汤"药方

下，速攻其毒，喻氏所谓"决而逐之"也。即雪水、绿豆清，亦解火毒之良品。合而为泻火逐毒、三焦通治之良方。如神昏不语，人如尸厥，加《局方》紫雪，清解毒火，以清神识，尤良。

9. 藿香正气汤

【原文】温中化浊法。俞氏经验加减方

杜藿梗三钱、薄川朴钱半、新会皮二钱、白芷二钱、嫩苏梗钱半、姜半夏三钱、浙苓皮四钱、春砂仁八分（分冲）

【何秀山按】吾绍地居卑湿，时值夏秋，湿证居十之七八，地多秽浊，人多恣食生冷油腻，故上吸秽气，中停食滞者甚多。方以藿、朴、二陈温中为君。臣以白芷、砂仁，芳香辟秽。佐以苏梗、苓皮，辛淡化湿。合而为温化芳淡、湿滞挟秽之良方。惟温热暑燥，不挟寒湿者，不可妄用。

【何廉臣勘】藿香正气散原方有桔梗、甘草、白术、腹皮、苏叶同为粗末，每服三钱，用姜三片、红枣一枚，煎服。治风寒外感，食滞内停，或兼湿邪，或吸秽气，或伤生冷，或不服水土等证，的是良方。故叶案引用颇多，以治温热寒湿等证。吴鞠通新定其名，一加减正气散（藿香梗二钱、厚朴二钱、光杏仁二钱、茯苓皮二钱、广皮二钱、六神曲钱半、麦芽钱半、绵茵陈二钱、大腹皮一钱），为苦辛微寒法，治三焦湿郁，升降失司，脘连腹胀，大便不爽等证。二加减正气散（藿香梗三钱、广皮二钱、厚朴二钱、茯

"藿香正气汤"药方

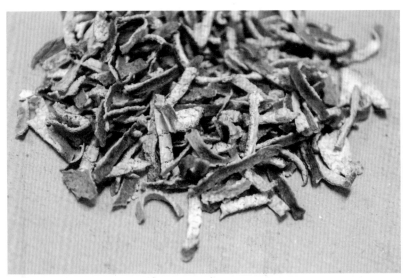

新会皮（陈皮）

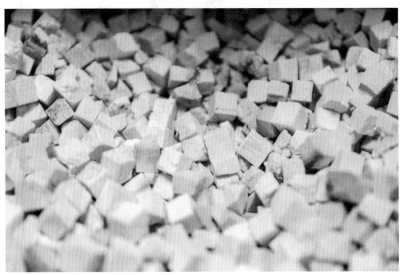

茯苓

苓皮三钱、木防己三钱、大豆卷二钱、川通草二钱、生苡仁三钱），
为苦辛淡法，治湿郁三焦，脘闷便溏，脉糊舌白，一身尽痛等症。
三加减正气散（杜藿香三钱、茯苓皮三钱、厚朴二钱、广皮钱半、
苦杏仁三钱、滑石五钱），为苦辛寒法，治秽湿着里，脘闷舌黄，
气机不宣，久则酿热等症。四加减正气散（藿香梗三钱、厚朴二钱、
茯苓三钱、广皮钱半、草果一钱、炒楂肉五钱、六神曲二钱），为
苦辛温法，治秽湿着里，脉右缓，舌白滑，邪阻气分等症。五加减
正气散（藿香梗二钱、广皮钱半、茯苓三钱、厚朴二钱、大腹皮钱
半、生谷芽一钱、苍术二钱），为苦辛温法，治秽湿着里，脘闷便
泄等症。前五法，均用正气散加减，而用药丝丝入扣，叶氏可谓善
用成方，精于化裁者矣。

　　惟昔老名医赵晴初先生《存存斋医话》三集云：吴鞠通《温病
条辨》中，正气散加减有五方。主用藿、朴、陈、苓。一加神曲、
麦芽，升降脾胃之气；茵陈宣湿郁；大腹皮泄湿满；杏仁利肺与大
肠。二加防己、豆卷，走经络湿郁；通草、苡仁，淡渗小便，以实
大便。三加杏仁利肺气，滑石清湿中之热。四加草果开发脾阳，楂、
曲运中消滞。五加苍术燥脾湿，大腹皮宽肠气，谷芽升胃气。细参
五方，虽无甚精义，然治湿温证，亦大都如是也。但就廉臣所验，
湿温变证最多，首辨其湿重热轻，热重湿轻，湿热并重；次辨其兼
风、兼寒、兼暑、兼秽；三辨其夹症，如夹宿痰、停饮、生冷、油

腻、气郁、血瘀、房劳、失血、脾泄、内痔、脚气、七疝等，及经水适来适断、崩漏淋带、胎前产后、痘喑惊疳等；四辨其变症，如变疟痢、肿胀、黄疸、霍乱、沉昏、咳嗽、痰饮、水气、疝气、着痹、淋带、便血、痔疮、痈脓等。全在医者对症发药，药随病为转移，方随症为增减，庶几因物付物，而不为病变所穷。吴氏加减五方，但治湿温、寒湿本证耳，他未之及。

10. 羚角钩藤汤

【原文】凉肝熄风法。俞氏经验方。

羚角片钱半（先煎）、霜桑叶二钱、京川贝四钱（去心）、鲜生地五钱、双钩藤三钱（后入）、滁菊花三钱、茯神木三钱、生白芍三钱、生甘草八分、淡竹茹五钱（鲜刮，与羚角先煎代水）

【何秀山按】肝藏血而主筋。凡肝风上翔，症必头晕胀痛，耳鸣心悸，手足躁扰，甚则瘛疭，狂乱痉厥，与夫孕妇子痫，产后惊风，病皆危险。故以羚、藤、桑、菊熄风定痉为君。臣以川贝善治风痉，茯神木专平肝风。但火旺生风，风助火势，最易劫伤血液，尤必佐以芍、甘、鲜地酸甘化阴，滋血液以缓肝急。使以竹茹，不过以竹之脉络通人之脉络耳。此为凉肝熄风、增液舒筋之良方。然惟便通者，但用甘咸静镇，酸泄清通，始能奏效；若便闭者，必须犀连承气，急泻肝火以熄风，庶可救危于俄顷。

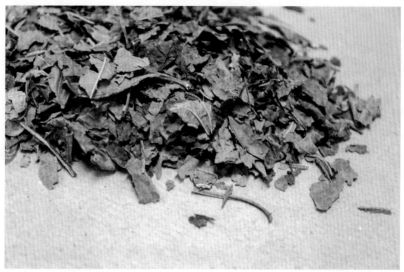

桑叶

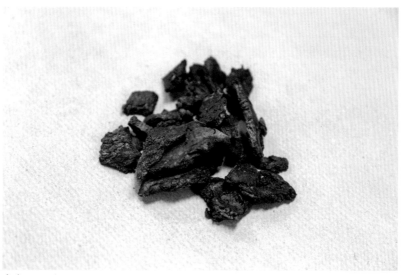

生地

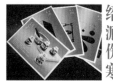

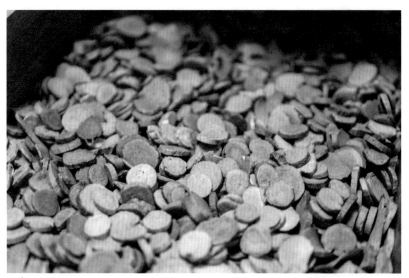

白芍

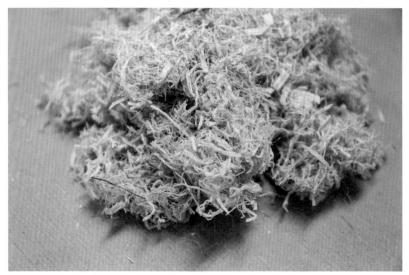

竹茹

11. 五汁一枝煎

【原文】清润心包血液法。俞氏经验方。

鲜生地汁四大瓢、鲜茅根汁两大瓢、鲜生藕汁两大瓢、鲜淡竹沥两大瓢、鲜生姜汁两滴、紫苏旁枝二钱（切寸）

上先将紫苏旁枝煎十余沸，取清汤盛盖碗中，和入五汁，重汤炖温服。

【何秀山按】心包邪热，开透肃清后，血液必枯，往往血虚生烦，愦愦无奈，心中不舒，间吐黏涎，呻吟错语。故以鲜地、茅根、藕汁三味，清润心包血液为君。臣以姜、沥二汁，辛润流利，以涤络痰。妙在佐紫苏旁枝，轻清宣络，以复其旁通四本之常。此为清润心包、濡血增液之良方。

12. 复脉汤

【原文】滋阴复脉法。俞氏经验方。从仲景方加减。一名炙甘草汤。

大生地一两、真人参钱半（另煎冲）、炒枣仁二钱、桂枝尖五分、陈阿胶二钱（烊冲）、大麦冬五钱、清炙草三钱、陈绍酒一瓢（分冲）、生姜汁两滴（冲）、大红枣三枚（对劈）

【何秀山按】脉之动虽属心，而迫之使动者则在肺。肺主气，气主呼吸，一呼一吸，谓之一息，以促心血之跃动而发脉。病而至于心动悸。心主脉而本能动，动而至于悸，乃心筑筑然跳。按其心部

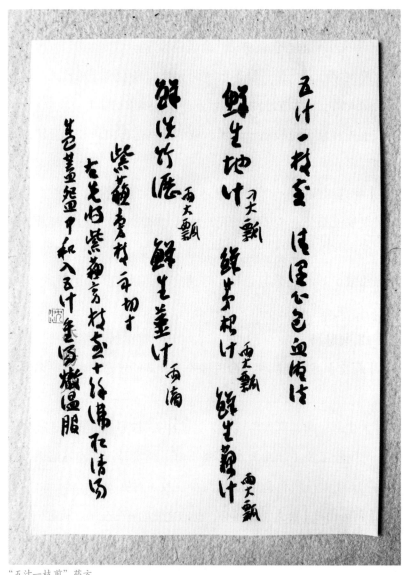

五汁一枝煎 清营公邑血肉清

鲜生地汁 一大瓢

鲜茅根汁 两大瓢

鲜生藕汁 两大瓢

鲜淡竹沥 两大瓢 鲜生姜汁 两滴

紫菀蜜炙枝 二寸切寸

右先将紫菀蜜炙枝二寸浓煎取清汤

姜盅短亚中和入五汁隔汤燉温服

"五汁一枝煎"药方

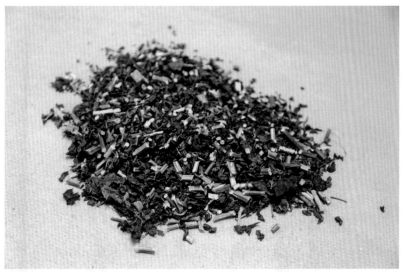

紫苏叶

动跃震手也，是为血虚。脉结代者，缓时一止为结，止有定数为代。脉行十余至一止，或七八至及五六至一止，皆有定数，是为血中之气虚，故重用胶、地、草、枣，大剂补血为君。尤必臣以参、麦之益气增液，以润经隧而复脉，和其气机以去其结代。然犹恐其脉未必复，结代未必去，又必佐以桂、酒之辛润行血，助参、麦益无形之气，以扩充有形之血，使其捷行于脉道，庶几血液充而脉道利，以复其跃动之常。使以姜、枣调卫和营，俾营行脉中，以生血之源；卫行脉外，以导血之流。此为滋阴补血、益气复脉之第一良方。

【连建伟按】本方中大红枣剂量还当增加，至少应在十枚以上，方有功效。仲景方用麻仁，俞氏代之以枣仁，养血定悸之功尤著。

"复脉汤"药方

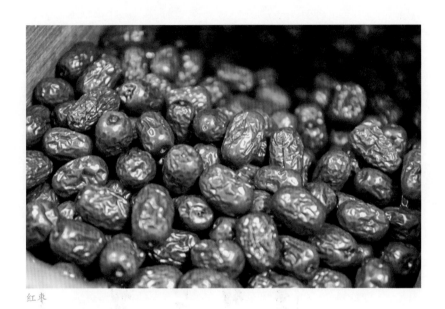

红枣

13. 新加八味地黄汤

【原文】补阳镇冲法。俞氏经验方。

厚附块钱半、大熟地六钱（炒松）、山萸肉八分、紫石英四钱（杵）、紫瑶桂五分、淮山药三钱（杵）、浙茯苓四钱、泽泻钱半

先用铁落五钱、镇元黑锡丹三钱，用水六碗，煎成四碗，取清汤代水煎药。

【何秀山按】肾气虚喘，动则喘甚，腰痛足冷，小便不利，肾水上泛为痰，嗽出如沫而味咸，故以八味地黄温补肾气为君。去丹皮者，恐其辛散肺气也。臣以紫石英温纳冲气。妙在佐以铁落合黑锡丹，重镇冲逆，以纳气定喘。用之得当，奏效如神。此为

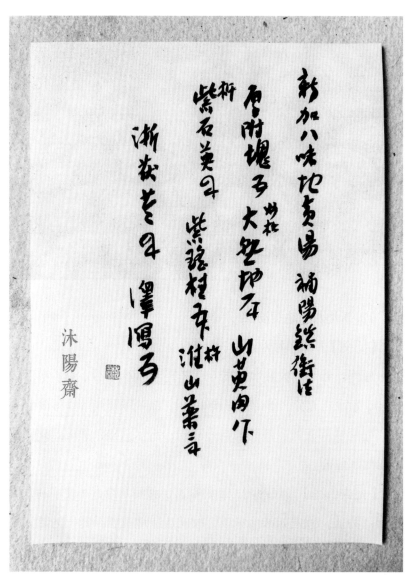

"新加八味地黄汤"药方

温补肾阳，镇纳虚喘之良方。气虚自汗者，加蜜炙绵芪皮三钱，
五味子三分。小便利者，去苓、泽，防其损津液也。

　　【何廉臣勘】以上六经正治六法，统计一百零一方。方方有
法，法法不同，真可谓门门透彻，息息通灵者矣。先祖谓伤寒专
科，必先通杂证，而后能善治感证；今观俞氏方法，益信而有征。

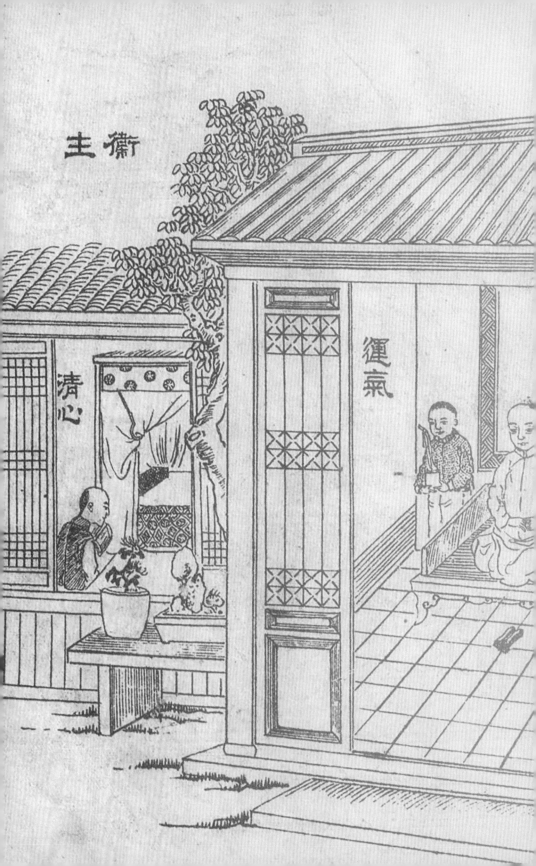

五、绍派伤寒的主要特征与重要价值

绍派伤寒的主要特征为：诊病方法独特；用药特色鲜明；炮制方法特殊；理论创新，地域特色明显，实用性强。重要价值体现在：实用价值与学术创新价值；中药特色炮制传承价值；历史文化价值；社会经济价值。

五、绍派伤寒的主要特征与重要价值

[壹] 主要特征

1. 诊病方法独特

除中医常规望、问、闻、切四诊外，其独特诊病方法有：

①**望诊重观目**。以目开目闭别阴阳。凡开目欲见人者阳证，闭目不欲见人者阴证。次观神之有无测重危症的吉凶。凡目有眵有泪，精采内含者，为有神气，凡病多吉；无眵无泪，白珠色兰，乌珠色滞，精采内夺及浮光外露者，皆为无神气，凡病多凶。再次，通过观察患者目白、目眵、目泪、目胞等的变化，辨其属热属寒，为湿为风。

②**辨苔划分六经**。其经验是太阳表证初起，舌多无苔而润，即有，亦微白而薄，

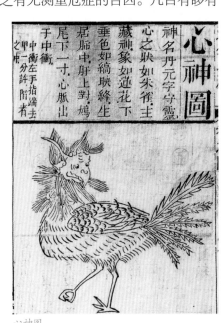

心神图

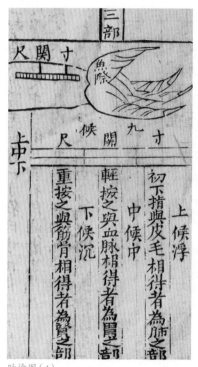

脉诊图（1）

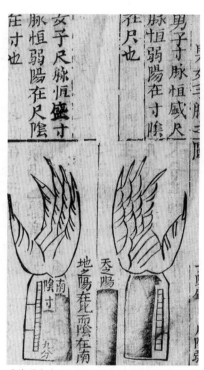

脉诊图（2）

甚或苔色淡白。少阳主半表半里，偏于半表者，舌多苔色白滑，偏于半里者，舌多红而苔白。阳明居里，舌苔正黄，多主里实。太阴主湿，舌多灰苔，甚则灰黑。少阴主热，中藏君火，多属血虚，舌色多红。厥阴气化主风，风从火化，舌多焦紫。在此基础上，俞氏再论六经舌的各种变化，纲举目张。

③**擅长腹诊**。宜按摩数次，或轻或重，或击或抑，以察胸腹之坚软，拒按与否，并察胸腹之冷热，灼手与否，以定其病之寒

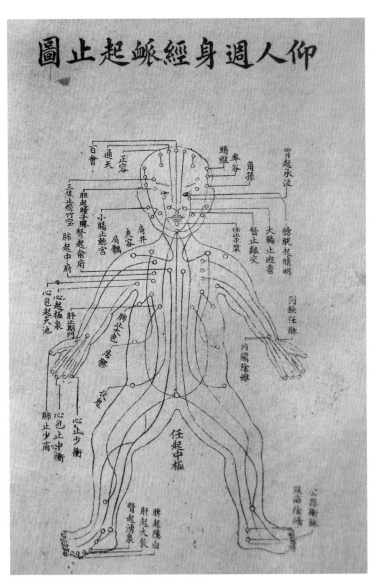

仰人周身经脉起止图

热虚实。若欲诊肌表之病变，则宜轻手循抚，自胸上而脐下，知皮肤之润燥，可以辨寒热；若欲诊深部之病变，则宜重手推按，察其硬否，以辨脏腑之虚实，沉积之何如；介于二者之间，宜中手寻扪，问其痛不痛，以察邪气之有无。其轻、中、重手法，犹如诊脉之浮、中、沉手法也。其具体内容有虚里测吉凶、冲任辨真假寒热、察有形实积。

2. 用药特色鲜明

一是喜用质地轻清的芳香理气药，如薄荷、荆芥、橘皮、蔻仁等；鲜药如鲜鱼腥草、鲜青蒿、鲜石菖蒲、鲜紫花地丁、鲜冬瓜皮、鲜西瓜翠衣、鲜白茅根、鲜葱白等；药汁如石菖蒲汁、生姜汁、生藕汁、梨汁等。二是有特殊的用药配制法，如和解剂中麻黄配桂枝，重剂发汗。苏叶合葱、豉，轻剂发汗。柴胡配黄芩，固为和解。麻黄合石膏，亦为和解。蝉、蚕配生军，为升降和解。茹、橘合苏枝，是旁达和解。葱、豉配栀、芩，是辛凉解肌。杏、橘合栀、翘，是轻清宣上。芩、连配姜、半，是苦辛清中。五苓合三石，是质重导下。攻下剂中元明粉配白蜜，急性润下。陈海蜇合地栗，慢性润下。楂、曲配制军，是下食滞。桃、红合醋军，是下瘀积。礞、沉配制军，是下痰火。遂、戟合制军，是下水积。黄芪配当归、苁蓉，是润下老人气秘。桃仁合松柏二仁，是润下产妇血秘。滋补剂中参、芪配术、草，是补气虚。归、地合芍、

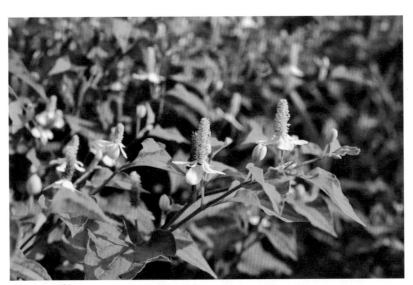

蕺菜（鱼腥草）

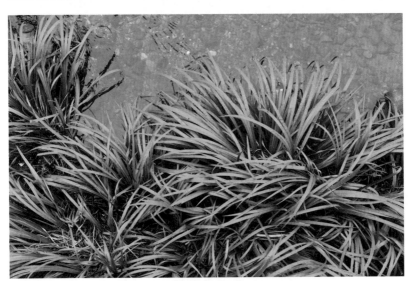

石菖蒲

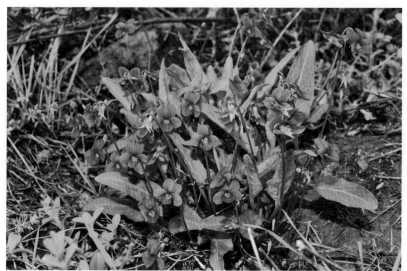

紫花地丁

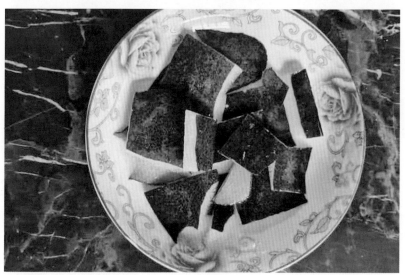

冬瓜皮

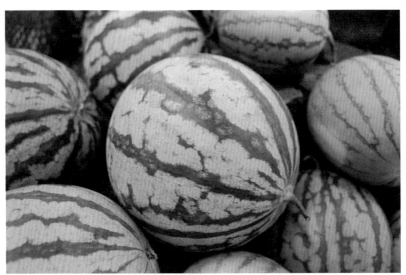

西瓜翠衣

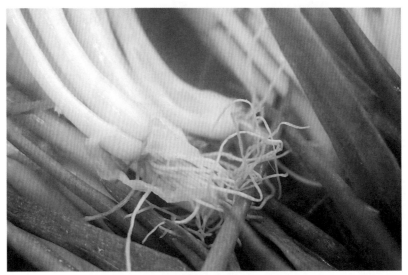

鲜葱白

芎，是补血虚。燕窝配冰糖，是补津液。枣仁合茯神，是补心神。熟地配杞子，是补肾精。杜仲合川断，是补筋节。消食有酒水谷肉之分，神曲配谷芽、麦芽，则消谷食；山楂合卜子，则消肉食；乌梅配蔗浆、葛花，则消酒积；商陆合千金霜，则消水积。

3.炮制方法特殊

如鲜生地捣豆豉、干姜拌捣北五味、麻黄拌捣熟地、莱菔子拌捣砂仁、生姜拌炒食盐、桂枝拌捣滑石，用肉桂泡汁渗入茯苓内晒干入药等，这些药物配伍与加工炮制经验，其目的是改变药物性能，使之更能适合病情需要，体现出绍派伤寒源于经典、学以致用、推陈出新的特色，值得后人认真学习。清凉剂中的新加白虎汤用苏薄荷拌研生石膏，此方为俞氏经验方，从仲景方中加减而来，为清解表里三焦之良方，何秀山谓此"妙在石膏配薄荷拌研，既有分解热郁之功，又无凉遏冰伏之弊，较长沙原方尤为灵活"。石膏质重性寒，薄荷轻清芳香，两药配伍相辅相成，从中不难看出绍派伤寒独特的炮制经验。

4.理论创新，地域特色明显，实用性强

绍派伤寒造就了俞、何、曹、徐等一批中医名家，留下了以《通俗伤寒论》为代表的一批名著，创制了羚角钩藤汤、蒿芩清胆汤、加减葳蕤汤等名方，提出"以六经钤百病，为确定之总诀；以三焦赅疫证，为变通之捷诀"寒温一统新观点，实用性强，影

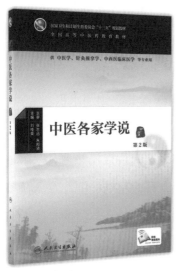

《中医各家学说》

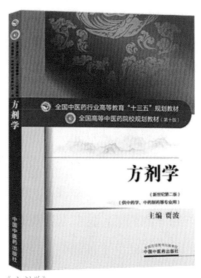

《方剂学》

响广泛，其重要内容编入《中医各家学说》《方剂学》《中医诊断学》等教材，至今仍为临床医生广泛应用。

[贰] 重要价值

1. 实用价值与学术创新价值

绍派伤寒提出"以六经钤百病，为确定之总诀；以三焦赅疫证，为变通之捷诀"新观点，是中医外感理论的创新；其辨苔划分六经的特色，补充了《伤寒论》舌诊的不足；望诊重目，擅长腹诊，丰富了中医"四诊"的内容；辨证重湿，施治主化，喜用质地轻清的芳香药、鲜药、药汁等，创制羚角钩藤汤、蒿芩清胆汤等名方，临床疗效好，具有很高的实用与学术创新价值，为民

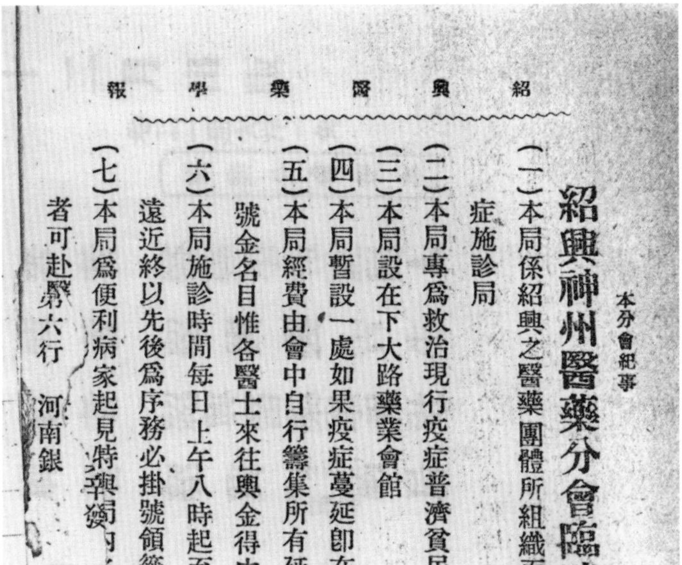

本分會紀事

紹興神州醫藥分會臨時疫症施診局簡章

四六

（一）本局係紹興之醫藥團體所組織而成故定名爲紹興神州醫藥分會臨時疫症施診局

（二）本局專爲救治現行疫症普濟貧民爲宗旨

（三）本局設在下大路藥業會館

（四）本局暫設一處如果疫症蔓延卽在四城另設分局

（五）本局經費由會中自行籌集所有延請各醫士均盡義務槪不收取診資亦無號金名目惟各醫士來往興金得由局酌送

（六）本局施診時間每日上午八時起至下午二時止凡遇來局就診之人不論路之遠近終以先後爲序務必掛號領籤挨次就診不得紊亂珠

（七）本局爲便利病家起見特興□月□□□另設舵俸卒字櫃凡執持此券者可赴界六行　河南銀□□　宜改河南銀□

国时期的中医写下浓重一笔，是浙派中医的杰出代表。

2. 中药特色炮制传承价值

研究其特色炮制方法，规范流程，探索机理，具有很高的传承价值。

3. 历史文化价值

绍派伤寒因时因地因人而总结发明的诊疗经验及理念，体现了中医整体观念、辨证论治核心的精髓，具有重要的历史文化价值。

4. 社会经济价值

绍派伤寒自发明应用至今，挽救了无数患者的生命，治愈了无数患者的病痛，具有巨大的社会价值；绍派伤寒名家日诊百余人，促进了当地经济，尤其是中药行业的繁荣和发展，具有重要的经济价值。

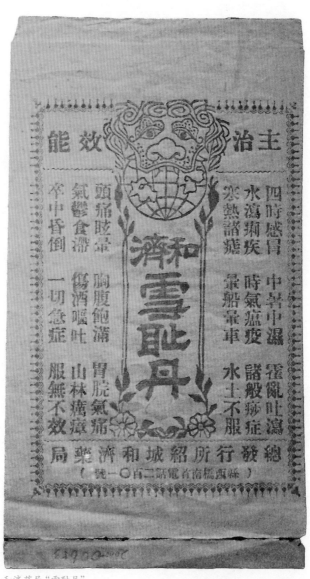

和济药局"雪耻丹"

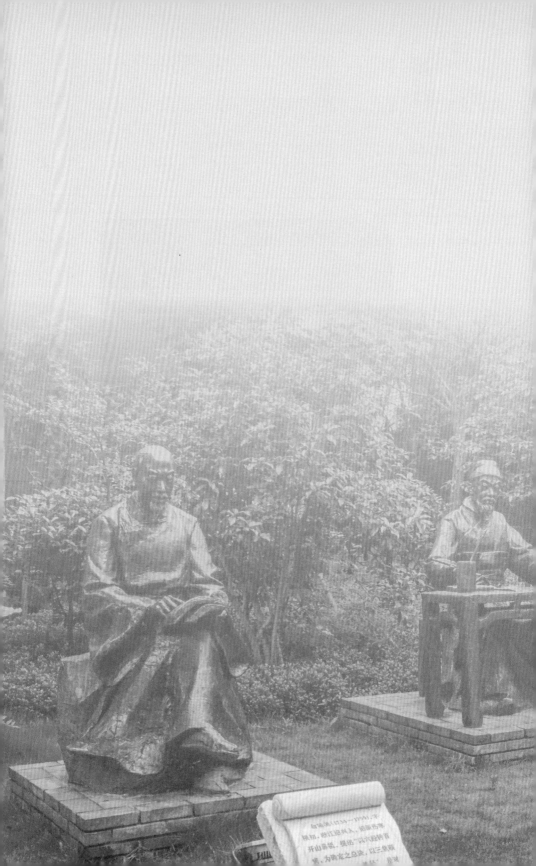

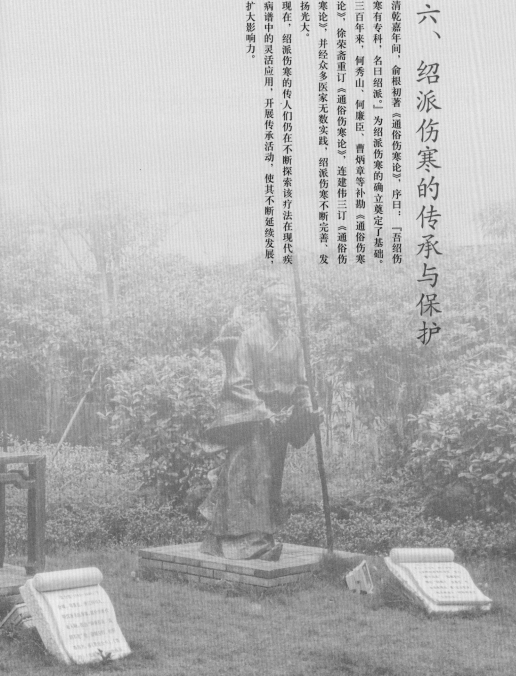

六、绍派伤寒的传承与保护

清乾嘉年间，俞根初著《通俗伤寒论》，序曰：「吾绍伤寒有专科，名曰绍派。」为绍派伤寒的确立奠定了基础。

三百年来，何秀山、何廉臣、曹炳章等补勘《通俗伤寒论》，徐荣斋重订《通俗伤寒论》，连建伟三订《通俗伤寒论》，并经众多医家无数实践，绍派伤寒不断完善、发扬光大。

现在，绍派伤寒的传人们仍在不断探索该疗法在现代疾病谱中的灵活应用，开展传承活动，使其不断延续发展，扩大影响力。

六、绍派伤寒的传承与保护

［壹］传承谱系

绍派伤寒的起源较早，可追溯到明代张景岳，其在《景岳全书·伤寒典》的"治例"九类中有关于绍派伤寒的描述。张景岳在该书中阐述的论伤寒之汗法、下法、补法、慎用苦寒的学术观

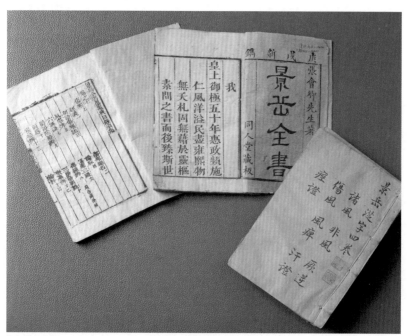

《景岳全书》

点，强调勘病、辨证、论治的统一，认为伤寒为外感百病之总名，将"温病""暑病"专篇，隶于伤寒名下，可谓绍派伤寒之滥觞。

清乾嘉年间，俞根初著《通俗伤寒论》，书中所列皆为诊治伤寒之临证经验，颇具实用价值。俞氏尊仲景学说、弘扬景岳学术，《通俗伤寒论》序曰："吾绍伤寒有专科，名曰绍派。"因此，俞氏被后人尊为绍派之鼻祖，为绍派伤寒的确立奠定了基础。1776年，俞根初将《通俗伤寒论》手稿授予何秀山，何秀山在俞氏《通俗伤寒论》三卷抄本的基础上，于每条每段各加按语，或作阐发，或作补正，使其说理更透应用更便。

民国时期，何廉臣受业于其祖何秀山，对《通俗伤寒论》逐条勘证并加以发挥，使该书从原本的三卷增订至十二卷，可以说是绍派伤寒的第一次集成；此外，何氏编著《湿温时疫治疗法》《增订时病论》《感症宝筏》等书，详述其对于伤寒、温热时病的丰富学验，进一步阐发了绍派伤寒的学术观点。

何廉臣传子幼廉、筱廉，徒曹炳章，通过校勘、增订《通俗伤寒论》，丰富了疗法手段，提高了疗效，集其大成。

现代徐荣斋受业于曹炳章，为现代该疗法的领军者，编著《重订通俗伤寒论》，其主要贡献是对绍派伤寒源流进行深入研究，并身体力行大力传播，在学术界影响深远，培养了一批传承者，既传授他们实践经验，并指导他们开展该疗法的学术研究。连建伟与徐氏亦师亦友，编著《三订通俗伤寒论》，为《通俗伤寒论》更臻完善的版本，该书之出版，使浙派医学再放光彩，其主要贡献是将绍派伤寒的代表方在治疗内科疑难杂病中的创新应用。

三百年来，何秀山、何廉臣、曹炳章等补勘《通俗伤寒论》，徐荣斋重订《通俗伤寒论》，连建伟三订《通俗伤寒论》，其重要内容编入《中医各家学说》《方剂学》《中医诊断学》等教材，并经众多医家无数实践，绍派伤寒不断完善、发扬光大。

在传承发展过程中，民国时期及新中国早期，赵晴初、杨质安、邵兰荪、胡宝书、傅再扬、潘文藻、陈祖皋、范中明等人阐发绍派伤寒医理、积累临证经验，发挥了重要作用。当前，郑淳理、常青、董汉良、陈天祥、柴中元、毛水泉、沈元良、沈钦荣等一批传承群体，受业于徐荣斋，不断探索该疗法在现代疾病谱中的灵活应用，开展传承活动，使其不断延续发展。

[贰] 存续情况

该项目保护责任单位绍兴市中医院，有郑淳理、常青、沈元良、沈钦荣、毛水泉、倪晓红等一批省、市级名中医，是该项目的第五代传人。他们长期以绍派伤寒理论应用于实践，为患者服务，每年服务患者5万人次以上，广受患者和业界好评。服务范围覆盖全绍兴，惠及500万绍兴人。通过师带徒的方式，培养了40余名新传人。同时，他们还长期致力于理论研究，出版著作10部，撰写论

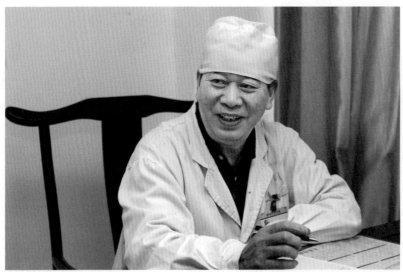

郑淳理

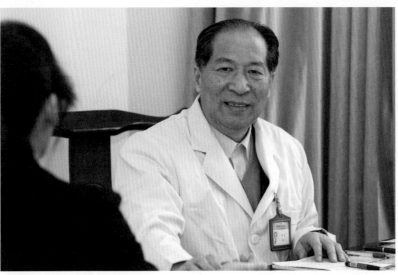

常青

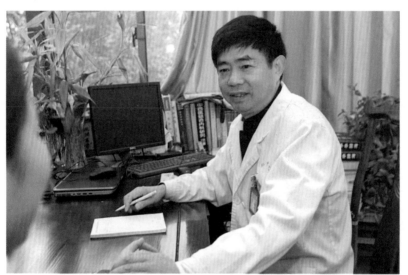

沈元良

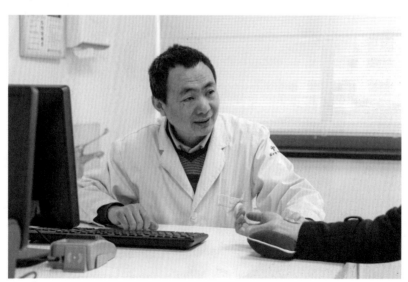

沈钦荣

文 50 余篇，组织相关论坛及继教班、适宜技术推广班 8 次，不断探索该疗法在现代疾病谱中的灵活应用，开展传承活动，使其不断延续发展，扩大影响力。

绍派伤寒的传人们还散布在全市各所医院，其中较具代表性的有绍兴市区陈天祥、吴国水，柯桥区严仲庆、傅宏伟、傅金汉、刘克庭，上虞区柴中元，诸暨市金普放，嵊州市商炜琛，新昌县俞行等。柯桥区钱木水传承绍派中药特色炮制技艺，为保护、传承绍派伤寒发挥多方面作用，服务受众更广。

杭州连建伟、方春阳、陈永灿、叶新苗，上海董汉良等人，为该疗法在杭州、上海等地的发扬光大作出了积极贡献。

沈钦荣（1963—），男，大学学历，主任中医师（正高二级），1980 年受业于徐荣斋，2014 年拜师连建伟。为第六批全国老中医药专家学术经验继承工作指导老师，全国名老中医药专家传承工作室专家，第六批浙江省名中医，首批越医名家，第七批绍兴市专业技术拔尖人才，绍兴市中医药文化研究所副所长（主持工作），

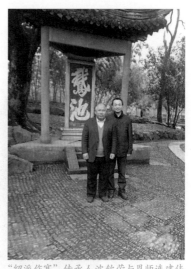

"绍派伤寒"传承人沈钦荣与恩师连建伟合影

绍兴市中医药学会会长。2009年确认为市非遗越医文化项目代表性传承人，同年确认为省级代表性传承人，致力于该项目的保护传承及其在现代疾病中的创新应用。

［叁］保护措施

1. 成立机构

2008年11月，在"中医中药中国行"走进绍兴启动仪式上，绍兴市中医药文化研究所正式成立并予以授牌。该研究所由绍兴市编办批准成立，与绍兴市中医院合署办公，致力于越医文化的研究和传播，挖掘、整理越医医家文献及经验，开展中医药学术研究、中药制剂开发利用、省内外中医学术交流协作及中医药文

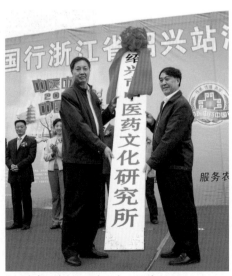

绍兴市中医药文化研究所成立授牌

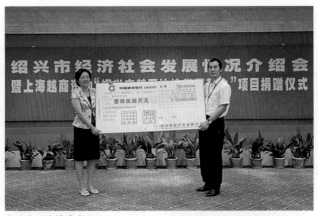

成立专项扶持资金

化宣传活动。2021 年 6 月，绍派伤寒入选第五批国家级非物质文化遗产名录。2021 年 9 月，文化和旅游部办公厅公布第五批国家级非物质文化遗代表性项目保护单位，按照《国家级非物质文化遗产保护与管理暂行办法》(中华人民共和国文化部令第 39 号)，经过推荐、评审和公示等程序，共认定 455 家单位为第五批国家级非物质文化遗产代表性项目保护单位，绍兴市中医院成为中医诊疗法"绍派伤寒"项目的传承保护单位。

绍兴市中医院前身为张爱白 1928 创建的处仁医院，1952 年成立绍兴北海卫生院，1976 年成立绍兴县城关镇中医院，1981 年改名绍兴市中医院（县级），1984 年升格为省辖市级综合医院，集中西医疗、急救、教学、科研、预防、保健、康复为一体，以"厚德、明志、精医、济世"为院训，为浙江中医药大学附属医院，

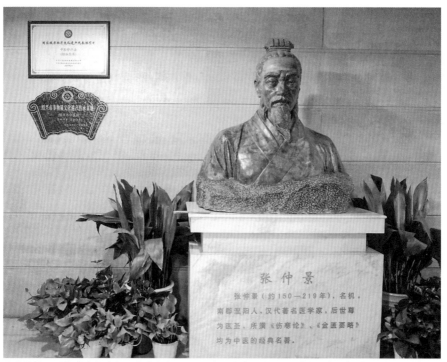

张仲景像、国家级非物质文化遗产代表性项目"中医诊疗法（绍派伤寒）"牌匾（左）

浙江省首批中医名院建设单位，绍兴市惠民医院，国标、省标综合性三级甲等中医院，国家中医住院医师规范化培训基地。绍兴市中医药学会、绍兴市中医质控中心、市中医护理质控中心、市中药质控中心、市中医院感质控中心、市中医病历质控中心挂靠医院，院址绍兴市人民中路 641 号。

医院开设 45 个主要临床科室，30 个中医特色专科门诊，11 个

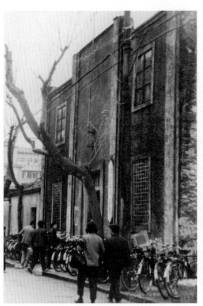 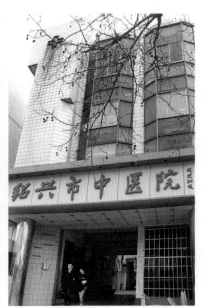

绍兴市中医院（20世纪80年代）　绍兴市中医院（20世纪90年代初）

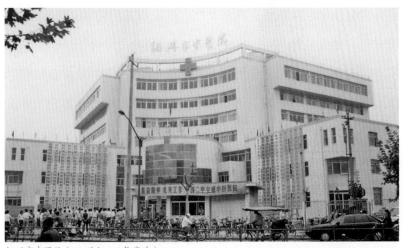

绍兴市中医院（20世纪90年代末）

医技科室，开放内科、外科、骨伤、手足显微外科等 13 个病区、拥有急救、重症监护、血液净化中心和体检中心。骨伤科是医院特色科室，秉承顾氏伤科、陈氏伤科传统特色，以传统正骨技术、骨伤微创技术、越医骨伤专科世家特色方药及技术研究为主攻方向。开展中医药治疗骨与关节疾病的临床、骨伤科特色护理及相关基础研究，以先进的骨科技术与传统正骨技术有机结合的优势闻名浙东，是浙东骨伤联盟发起单位，绍兴市中西医结合骨伤临床、教学、科研、康复中心。中医骨伤学科、中西医结合脊柱关节病学为省中医药重点学科。省中医重点专科有颈腰椎病、肝胆病、肾病、关节病、脾胃病、内分泌、中医护理学 7 个，市级医学重点学科有中医骨伤科、中医内科、中医眼科、脾胃病科、中医儿科、中西医结合内分泌学、中药临床药学 7 个。国家级流派传承工作室 1 个，国家级、省级名老中医药专家传承工作室 4 个。

近年来有 150 项各级各类科研课题立项，其中国家自然科学基金 1 项，其他省部级课题 7 项，完成科研成果验收鉴定 100 余项，获得省中医药科学技术奖 20 项，市科技进步奖 19 项。医院中西医结合治疗手段丰富，设"治未病中心""冬病夏治""冬令膏方""中医夏季夜门诊"等一批中医特色门诊。

2021 年底，医院占地 65 亩，总建筑面积 104880 平方米，床位 1000 张，医院现有在职职工 982 人，高级卫技人员 182 人，硕博士

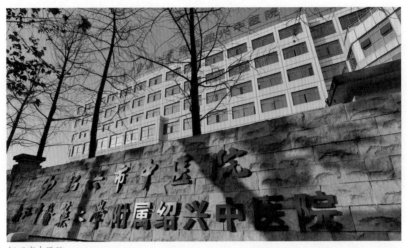

绍兴市中医院

191 人，国家级名老中医药学术传承指导老师 4 名，省级市级名中医 10 名、越医名家 3 名、市专业技术拔尖人才 1 名，全国中医临床特色技术传承骨干人才培养对象 1 名、全国中医药创新骨干人才培养对象 1 名、全国西学中骨干人才培养对象 1 名、全国中药特色技术传承人才培养对象 2 名、全国首届中医护理骨干人才 1 名，浙江省医坛新秀培养对象 4 名、浙江省中医药"新苗"计划项目培养对象 2 名、浙江省中医药传承与创新"十百千"人才工程（杏林工程）中医护理优秀人才项目培养对象 1 名。目前，绍兴市人民政府投资 12 个亿，努力打造的具有改善民生实事、文旅融合、疏解城市交通三大功能的绍兴市中医院改扩建工程即将完成。

2008 年，医院增挂"绍兴市中医药文化研究所"牌子。绍兴市中医药文化研究所致力于越医文化的研究和传播，承办《绍兴中医药》杂志，负责挖掘、指导中医药学术研究、中医药制剂的研究开发利用和省内外的交流协作。院内中医药文化氛围浓厚，建有越医广场、杏林大道、越医名家雕塑、名家名方石柱、中医成语长廊等。医院建有越医博物馆，主展板块涵盖越医滥觞、越医精粹、越医升华、海岳精液、岐黄薪火、厚德流芳六部分，介绍千年越医发展历程、展现越医文化丰硕成果；副展板块包含惠泽人间、杏林丰碑、天地精华、养生顺治四个陈列区，包括主题浮雕、中草药标本、越医医籍、针灸铜人等实物展览，其中国家级非遗项目绍派伤寒是本馆特色。馆内设互动体验区，"中医药专题文献库"一体机包含中医哲学理论、中医辨证实践、中医药学

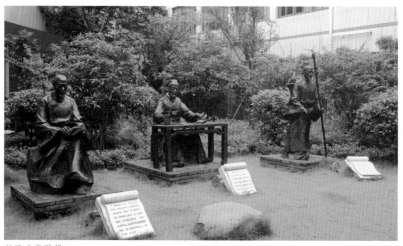

越医名家雕像

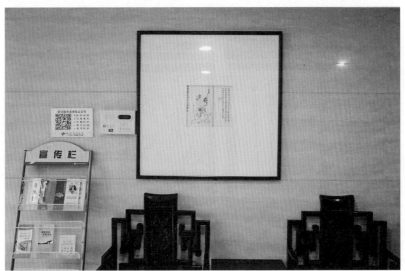

绍兴市中医院院内文化建设——病区走廊书画作品（1）

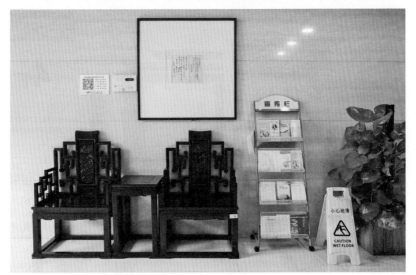

绍兴市中医院院内文化建设——病区走廊书画作品（2）

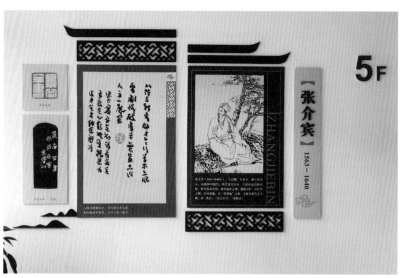

绍兴市中医院院内文化建设——张景岳简介

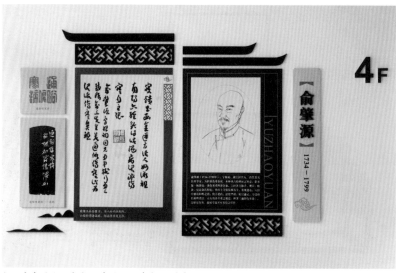

绍兴市中医院院内文化建设——俞根初简介

天地等内容，向观众提供丰富的中医药学知识，融入互动式虚拟立体投影技术，观众可跟随影像体验中医导引术。

医院成立了国遗项目"绍派伤寒"传承保护领导小组，由医院党委书记亲任组长，聘请市内外相关专家为专家指导组成员，设办公室，与绍兴职业技术学院、越城秀水小学、浙江震元股份有限公司、浙江华通医药集团有限公司、天姥中医博物馆、绍兴市人民医院、绍兴市中心医院、绍兴市第七医院及绍兴市各家中医院等13家单位，签订了传承合作协议，开展非遗项目保护相关工作，筹划国遗项目宣传计划，续办《绍兴中医》杂志，努力打造越医文化品牌。医院还规划、编写相关少儿科普读物，宣传中医科普知识及越医文化相关知识，与《跟着课本游绍兴》相配合，将越医文化送进学校，为弘扬中华优秀传统文化作贡献。

2. 抢救保护

为贯彻"保护为主，抢救第一，合理利用，传承发展"非遗保护方针，充分发挥项目保护单位绍兴市中医院（绍兴市中医药文化研究所）平台优势，连续编印《绍兴中医》季刊12年，每周发布"绍兴中医药"微信公众号。挖掘、总结越医名家学术思想和临床经验，编撰出版了《越医薪传》《当代越医经验方集萃》《越医文化》等15部中医药学术著作，《浙派中医丛书——绍派伤寒》《何廉臣医案》书稿已交出版社。绍兴市中医院积极申报

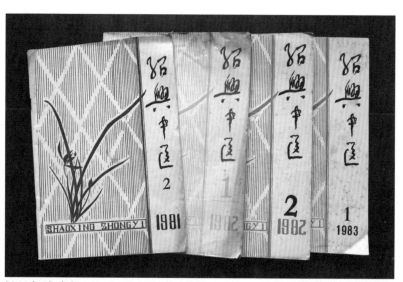

《绍兴中医》杂志

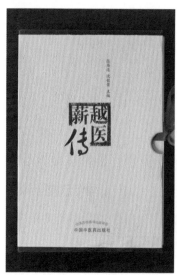

《越医薪传》

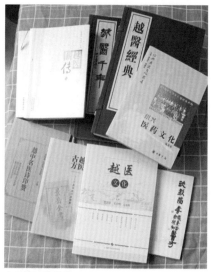

中医药医学著作

绍派伤寒省市共建项目，推动"名医、名科、名院"建设，推动特色中医专科、重点学科高质量发展。2018 年，日本《中医临床杂志》社、东洋学术出版社学者专程来访，并在该杂志发表专访内容。

越医文化蕴藏着越医宝贵的临证经验、学术思想与文化精粹，其中越医医籍、医方是重要载体。基于此，保护单位完成的《越医文化研究》《近代绍兴医家撰写的医籍研究》等项目获得了浙江省中医药科学技术奖、绍兴市科技创新三等奖。2009 年，浙江省卫生厅、浙江省中医药管理局、浙江中医药大学、绍兴市人民政

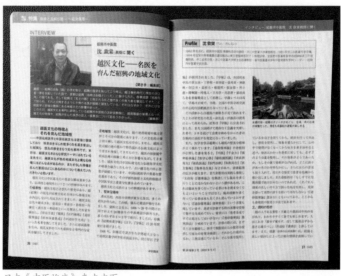

日本《中医临床》杂志内页

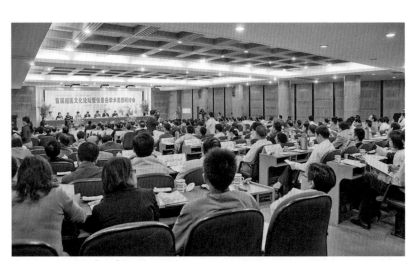

越医文化论坛暨张景岳学术思想研讨会

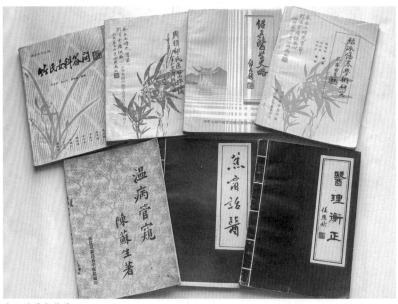

出版的学术著作

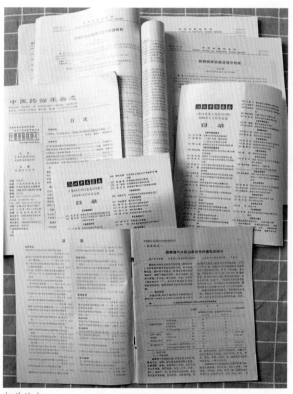

相关论文

府联合举办首届越医文化论坛暨张景岳学术思想研讨会。启动"越医经典再造工程"。目前已编印《越医经典》之一《景岳全书》(精选)、《越医经典》之二《类经》(精选),《越医千年》《越医文化》等书籍。

《绍兴卫生·绍兴中医药》杂志自 2011 年重办后延续至今,

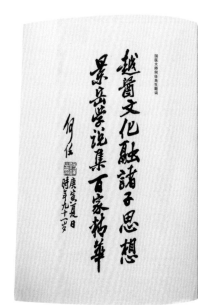

《绍兴中医药》杂志发刊词

一年四期，附两期增刊。杂志邀请省内外中医专家撰写文稿，不断提高杂志质量，扩大杂志发行面，建立外界了解绍兴市中医药文化信息的窗口。该刊设"学术研究""岐黄薪传""越医文化""名方心悟""临证实录""杏林随笔"六个栏目，涵盖中医药学术、文化探讨、临床交流、中医药时讯等内容。杂志以发展中医药学术、传承传统文化、普及中医药知识为目的，重视地方中医文化的挖掘，分享总结老一代专家经验，为年轻医生提供交流媒介，是研究、传播越医文化和绍派伤寒的重要平台。

在挖掘保护绍派伤寒项目中，保护单位做了大量工作。启动绍派伤寒项目抢救保护工程，派人拜访绍派伤寒名家的传人后人，采访越地中医药专家，走访越医遗迹，收集有关资料，通过录音、录像及文字记录的形式，保护、挖掘绍派伤寒医家的珍贵经验。在项目的保护和研究中，聘请专家进行指导，取得了较好效果。

保护、重修曹炳章墓是成功案例。曹炳章是近代中医药名家，是绍派伤寒代表医家。曹氏墓位于绍兴越城区鉴湖镇芳泉村，由于当地石料厂的开采，导致曹墓岌岌可危，急需保护。绍兴市政协委员、省非遗代表性传承人沈钦荣，根据当地实际情况撰写提

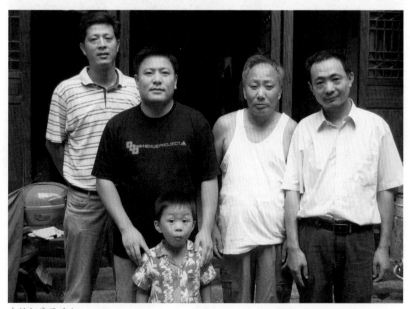

走访何廉臣后人

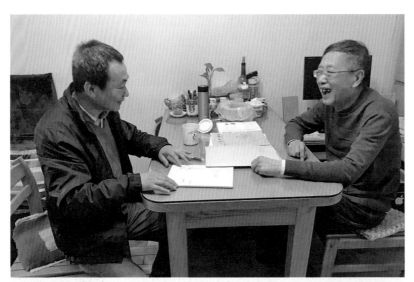

拜访当代越医名家方春阳

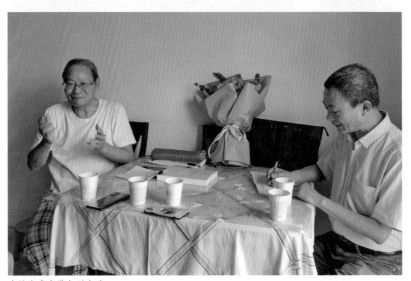

走访郑惠中学生刘克庭

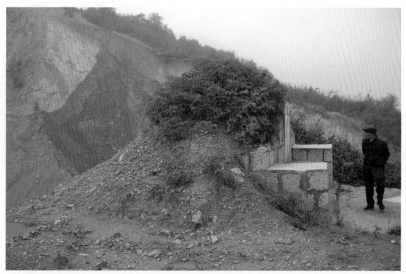

曹炳章墓修复前

案、提出建议，受到市政府的重视。首先停止石料厂开采，同时，又联系浙江景岳堂药业有限公司出资，对曹氏墓进行立碑重修，并修了一条山下至曹氏墓的石板路，方便省内外中医同人瞻仰。

保护单位绍兴市中医院多年来坚持开展名老中医药专家学术经验继承工作，通过传统的师带徒模式，培养优秀的中医药人才。师带徒不但授医术，更传医德，定期举办读书会，邀请院内老中医药专家举行座谈会，一起研读中医原著，鼓励后辈多读书多临证，坚定方向，传承、弘扬优秀中医文化。

2020 年 5 月 30 日，由绍兴市中医药学会、绍兴市中医院和浙江景岳堂药业有限公司联合组成的药用资源普查小队，来到柯桥区

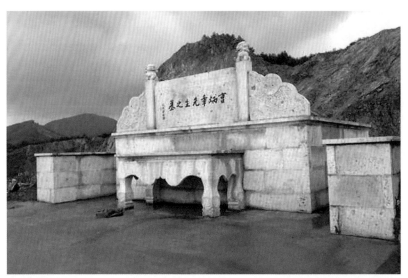

曹炳章墓修复后

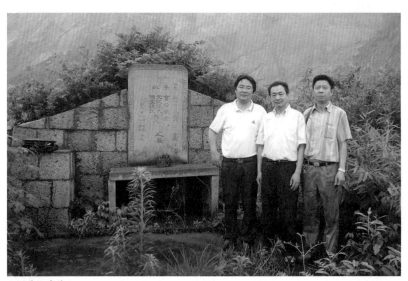

拜谒曹炳章墓

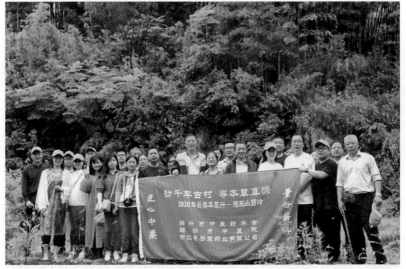

小西岭采药行

冢斜古村的小西岭，普查中草药资源，探寻本草真源。

2021 年 5 月 23 日，在柯桥区平水后岭村开展中草药采集活动。

2021 年 6 月 19 日，保护单位绍兴市中医院联合绍兴市中医药学会、浙江景岳堂药业有限公司，共同举办绍兴市中药传统炮制技术传承班，全市各中医医疗机构的 12 名中药专业人员参加为期两月的培训。培训涵盖净制、切制、炒制、炙、蒸、煮、煅等中药炮制方法，通过实践操作，让学员掌握常见中药炮制技术，传承绍派伤寒特色炮制法。

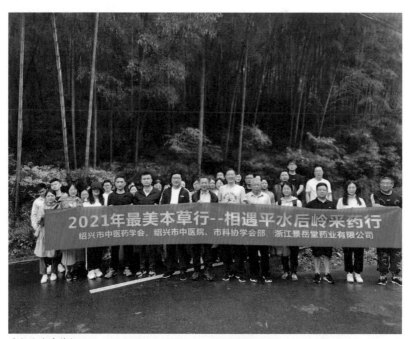

平水后岭采药行

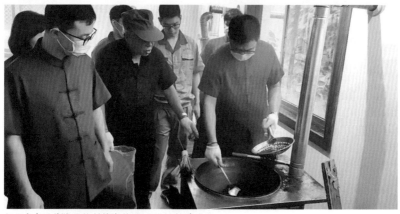

绍兴市中医药传统炮制技术传承班现场教学演示

3.宣传传播

保护单位绍兴市中医院坚持"见人、见物、见生活"的非遗项目传承方式，通过科普宣传、书籍编印、开设技术培训班等方式，继承发扬非物质文化遗产项目"绍派伤寒"。绍兴市中医院积极与杭州、温州、金华、宁波、湖州等地开展区域间交流，去机关、企业、学校、绍兴市图书馆越州大讲堂宣传"绍派伤寒"，定期举办中医药科普讲座及社会服务，开展药用资源普查、越医文化节等活动，把越医文化送校园、送社区。2022年2月8日，绍兴市文化广电旅游局公布了第三批绍兴市非物质文化遗产传承基地名单，第五批国家级非遗项目绍派伤寒的保护单位——绍兴市中医院榜上有名。绍兴市中医院即将完工的改扩建工程中，专门建有越医博物馆，并已与绍兴职业技术学院、秀水小学、浙江震元股份有限公司、浙江华通医药有限公司（景岳堂）、天姥中医博物馆、绍兴市人民医院、绍兴市中心医院、绍兴市第七医院及各

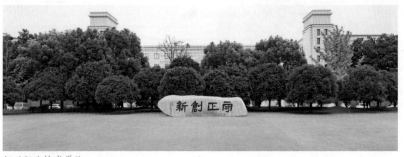

绍兴职业技术学院

中医院等 13 家单位签订了传承合作协议，将更好推动医院非遗项目的保护传承，为弘扬中华优秀传统文化作出更大贡献。

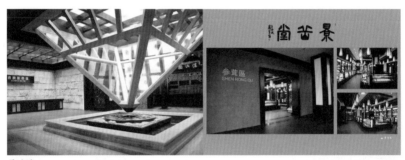

景岳堂

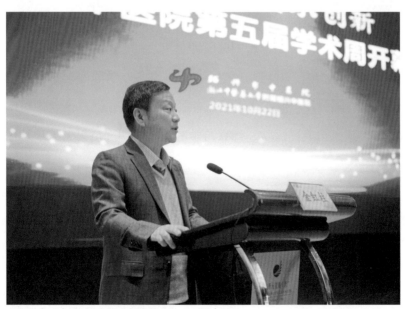

金红柱在国遗绍派伤寒传承合作签约会议上发表讲话

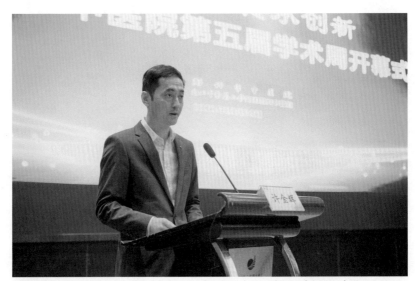

绍兴市非物质文化遗产保护中心主任许金辉在绍兴市中医院第五届学术周发表讲话

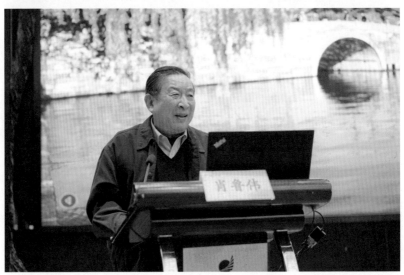

肖鲁伟在国遗绍派伤寒传承合作签约会议上发表讲话

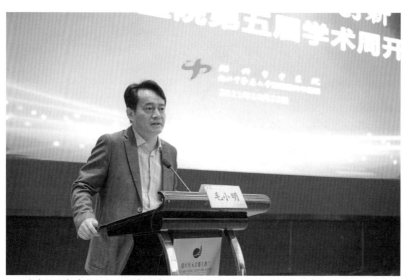

绍兴市中医院党委书记毛小明在国遗绍派伤寒传承合作签约会议上发表讲话

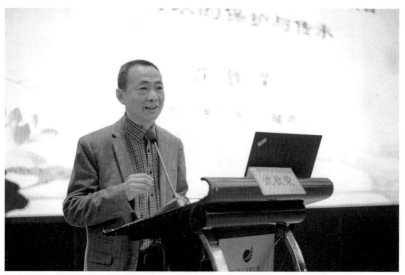

绍兴市中医药学会沈钦荣会长在国遗绍派伤寒传承合作签约会议上发表讲话

进学校

为促进越医文化传播，绍兴市中医院定期派年轻中医师到鲁迅小学、秀水小学等开设中医课堂，与绍兴职业技术学院、泰国格乐大学等校合作，已在"一带一路"沿线国家开设两家"海外越医学堂"，扩大越医文化在海外的影响。

为庆祝首部《中医药法》颁布实施，响应浙江省中医药管理局提出的"中医药与健康走进校园"的要求，绍兴市中医院（绍兴市中医药文化研究所）、绍兴市中医药学会联合浙江景岳堂药业有限公司，于 2017 年 6 月 8 日走进柯桥区钱清镇中心小学，为400 多名五年级小学生们讲解了一堂生动形象的中医中药课程。此次活动的成功举办，也为"中医药与健康走进校园"系列活动拉开了序幕。

2017 年 6 月 15 日，"中医药与健康走进校园"系列活动第二站，来到了绍兴市柯桥区中国轻纺城小学。绍兴市中医院医师图文并茂地向同学们介绍了中医药基础知识。从藏在蔬菜瓜果里的

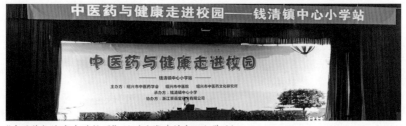

"中医药与健康走进校园"活动（钱清镇中心小学站）

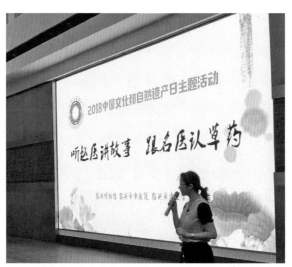

2018 中国文化和自然遗产日活动——"听越医讲故事，跟名医认草药"

"秘密"，讲到美食的"中医药故事"，不断引导小朋友正确认识祖国传统医学。课后，同学们还参加了"闻香识药""岐黄药语""知花解饮"等趣味活动，通过猜谜、识物，加深了课上所学的理论知识。

2017 年 9 月 27 日始，绍兴市中医院多位医师于鲁迅小学开启每周一次的中医药课程。

2019 年 6 月 6 日，越医文化传承实践基地在秀水小学设立，绍兴市中医药学会、绍兴市中医院为学校开展中医药文化特色教育提供师资等帮助，培养少年儿童对中医药的兴趣、感受中医药文化、绍派伤寒的魅力。

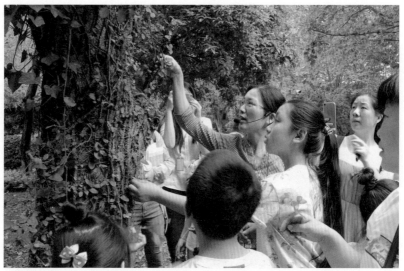

识药活动

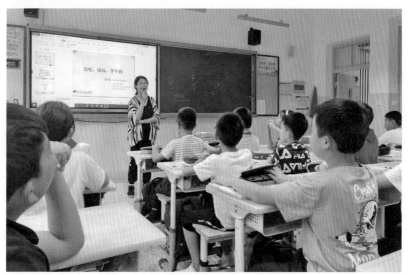

每周鲁迅小学授课

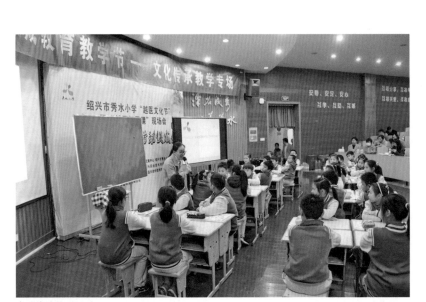

中医药进校园活动

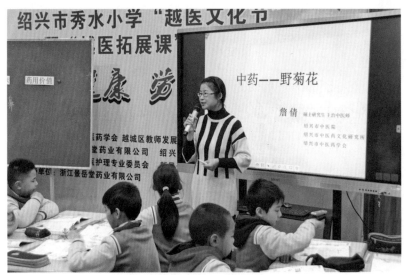

绍兴市秀水小学"越医文化节"活动

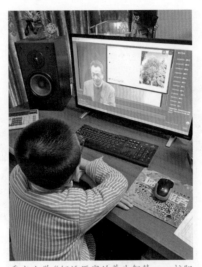

秀水小学"绍派医家的养生智慧——护阳篇"讲座

2020 年 11 月 24 日，由绍兴市中医药学会、绍兴市中医院、绍兴市秀水小学等单位联合举办的"越医文化节"暨"越医拓展课"，在绍兴市秀水小学举办，本次活动以"越医护健康，劳动促成长"为主题。

2021 年 11 月 16 日晚，浙江省名中医、省级非遗传承人、绍兴市中医药学会会长、绍兴市中医院沈钦荣主任中医师，受邀为越城秀水小学全体师生、家长，进行健康教育专题讲座，主题为"绍派医家的养生智慧——护阳篇"。沈钦荣结合绍派名家张景岳的温补理论，讲解了中医护阳理念、护阳方法、膏方如何护阳等三个方面的中医护阳知识。

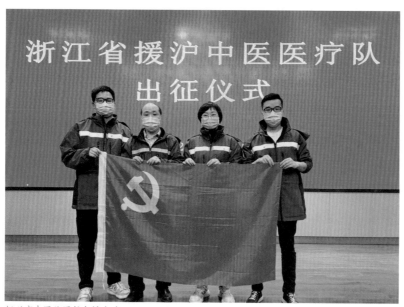

绍兴市中医院医护支援上海

参与抗疫防疫

2020 年初，新冠病毒肆虐，绍兴市中医院王一萍、刘俊琼、丁泳、王根荣、寿越敏等中医师直接参与绍兴、武汉、上海等地新冠病人的中医药治疗、方舱医院及隔离点的医疗工作。绍兴市中医院向社会各界群众发放绍派伤寒医家防疫中药配方颗粒剂及中药香囊。绍兴市中医药学会微信公众号《绍兴中医药》2 月 27 日开始，连续发表沈钦荣撰写的 6 篇《绍派伤寒经验对治疗新冠病毒感染患者的启示》，浙江省中医药学会微信公众号全部转载。

2020 年 5 月 22 日晚上，沈钦荣通过"bilibili"直播平台，为兰亭书法艺术学院师生们云授课，做了一场名为"张景岳避疫六法"的讲座，平台上近500人在线观看，师生们弹幕互动，反响强烈。

举办相关展览，宣传推广绍派伤寒项目

2017年初始，为期两周的"越医古方——丁酉书画印迎新展"在越医之乡——古城绍兴张桂铭艺术馆开展。

2018年3月，在张桂铭艺术馆举办"餐桌上的本草"书画药膳展。

2021年3月19日，"老底子的中医药"展览座谈会在张桂铭艺术馆举行。

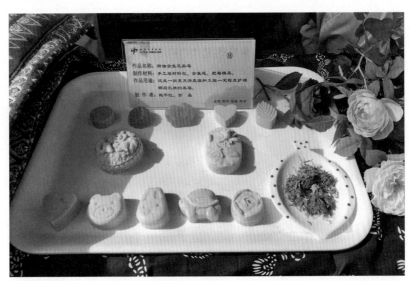

"餐桌上的本草"书画药膳展

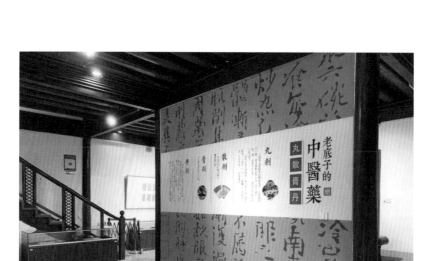

"老底子的中医药"展览

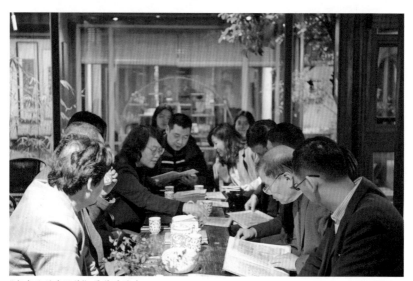

"老底子的中医药"展览座谈会

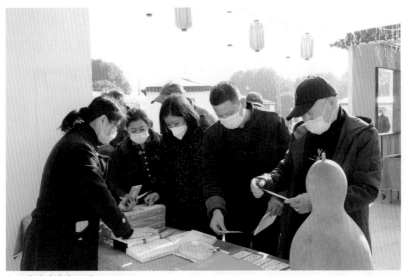

绍兴市非遗集市活动

2021 年 12 月，第五批国家非物质文化遗产代表性项目——绍派伤寒在城市广场参与第七届绍兴非遗集市展出活动。

传统医药与传统艺术相结合

2018 年 7 月 1 日，为庆祝《中华人民共和国中医药法》颁布实施一周年，由绍兴市中医院、绍兴市中医药学会、兰亭书法艺术学院、绍兴市书法家协会共同举办的"兰亭会——中医与书法"活动，在兰亭书法艺术学院拉开序幕。活动现场展示了浓厚的中医与书法相融合的元素，如中医药名对联现场书写，把中药名镶嵌在对联中，以书法形式展现出来；闻香识药，辨别"浙八味"

（白术、白芍、浙贝母、杭白菊、元胡、玄参、笕麦冬、温郁金）气味并说出药名；养生气功八段锦、本草画展示，养生茶、养生拔罐体验，香囊、养生资料发放等让中医的宣传更立体、全面。

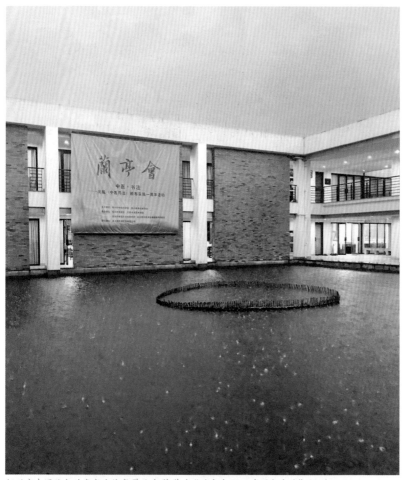

绍兴市中医院与兰亭书法艺术学院合作举办"兰亭会——中医与书法"活动

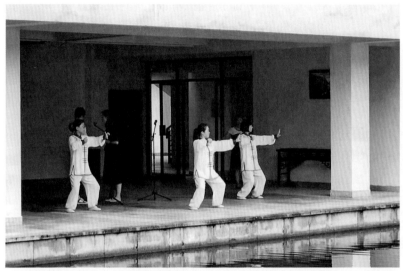

绍兴市中医院与兰亭书法艺术学院合作举办"兰亭会——中医与书法"活动

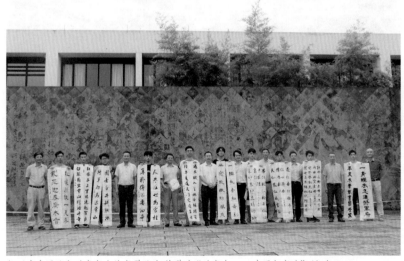

绍兴市中医院与兰亭书法艺术学院合作举办"兰亭会——中医与书法"活动

为民义诊

推广绍派伤寒的特色诊疗技术是最常见的绍派伤寒项目宣传活动之一，医院经常组织专家去社区、农村义诊。

2021年6月29日，为庆祝中国共产党成立100周年，绍兴市中医药学会组织多名专家赴新昌开展义诊活动，并对国家级非遗项目"绍派伤寒"进行宣传。

2022年7月22日，绍兴市中医药学会、绍兴市中医院联合诸暨市中医院，在诸暨浣东街道望湖社区进行义诊。

2022年9月18日上午，由绍兴市科学技术协会组织的"2022年绍兴市全国科普日主题市集活动"在城市广场举办。绍兴市中

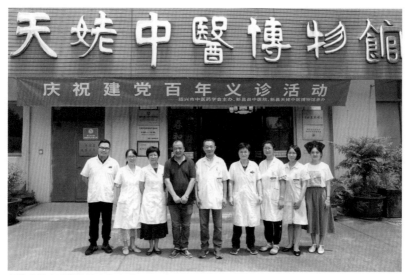

新昌天姥中医博物馆义诊活动

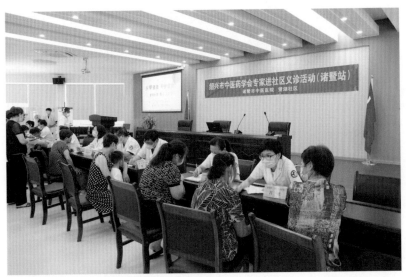

诸暨浣东街道望湖社区义诊活动

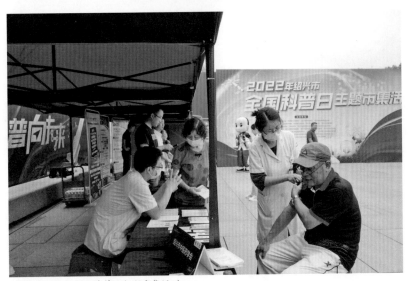

2022 年绍兴市全国科普日主题市集活动

医药学会、绍兴市中医院组织相关专家对国家非遗项目"绍派伤寒"进行宣传并开展义诊，受到了群众欢迎。活动现场，绍兴市中医院陈琦军主任中医师就"绍派伤寒"的诊疗特色向来咨询的群众进行了仔细的讲解，绍兴市中医药研究所林怡冰将《绍兴中医药》增刊——《绍派伤寒》专辑以及相关文创书签赠予群众，詹倩主治中医师应用针灸、耳穴埋豆等中医特色疗法，为群众服务。

主要参考文献

1. ［清］俞根初原著 . 三订通俗伤寒论 [M]. 连建伟订校，徐晓东参订 . 北京：中医古籍出版社，2002.

2. 民国绍兴县修志委员会 . 绍兴县志资料 [M]. 台北：成文出版社有限公司印行，1937—1939.

3.《绍兴市卫生志》编纂委员会 . 绍兴市卫生志 [M]. 上海：上海科学技术出版社 .1994.

4. 绍兴市地方志编纂委员会 . 绍兴市志 [M]. 杭州：浙江人民出版社 .1996.

5. 沈钦荣 . 绍兴医药文化 [M]. 北京：中华书局 . 2004.

6. 张居适，沈钦荣 . 越医薪传 [M]. 北京：中国中医药出版社 .2012.

7. 沈钦荣，毛小明，方春阳 . 越医文化 [M]. 上海：上海科学技术出版社 .2017.

8. 沈钦荣 . 绍兴市卫生志（1991—2012）[M]. 上海：上海科学技术出版社 .2018.

后记

纵览绍兴中医的发展历史，以"名医多、名著多、专科世家多"享誉杏林，世称"越医"；明代及清末民初，更是其发展过程中的两座高峰。《中国医学百科全书·医学史》选载了107位古今中医名家，其中绍兴籍医家占了10位。国家"十五"规划重点图书民国名医著作精华选了21种著作，绍兴医家撰写的医籍占了7种。越医取得的瞩目成就，无不与绍兴这座城市的地理环境、历史积淀和文化背景有太深关系，与他们淳朴勤劳、崇尚和谐、敢为人先、因时而进的精神密不可分。越医文化是孕育并不断发展于越地的富有中医药特色的传统文化，包含了越医的价值观念、诊疗疾病的独特经验和思想，以及越医独有的风格和气度，蕴藏着越医的坚韧意志及智慧光芒，其重要的学术价值和文化价值是浙江中医药的代表，在中华医药史上有重要地位。2009年，越医文化入选第三批浙江省非遗名录。绍派伤寒是越医文化的精粹，2017年，荟萃浙江全域代表性十大中医学术流派的"浙派中医"名谓正式发布，绍派伤寒名列其中。

汉朝张仲景《伤寒杂病论》出，因其理法方药齐备，临床疗效好，后人咸尊其为治外感病准绳；清代吴门叶、吴、薛氏根据当时当地外感病特点，创温病学说而自成一派。绍派伤寒，以俞根初《通俗伤寒论》而得名。《通俗伤寒论》何秀山序曰："吾绍伤寒有专科，名曰绍派。"其说于伤寒、温病派有新意。

绍派伤寒由越医首魁张景岳发端，在形成、发展过程中，俞根初、何廉臣、徐荣斋发挥了重要作用。俞根初撰《通俗伤寒论》，提出"以六经钤百病，为确定之总诀；以三焦赅疫证，为变通之捷诀"寒温一统新论，总结出望诊重观目、辨苔划分六经、擅长腹诊的独特诊病方法，形成疏达清宣的用药特色，留下蒿芩清胆汤、柴胡达原饮、羚角钩藤汤等一批名方，为绍派伤寒奠基者、集大成者。何廉臣在勘补《通俗伤寒论》的同时，1908 年与同人成立绍郡医药学研究社，创办《绍兴医药学报》，积极汲取新知，为绍派学说的发展增添了新活力。徐荣斋著《重订通俗伤寒论》，在浙江中医学院及《学报》编辑部任职期间，撰写并刊发了有关研究绍派伤寒的学术文章，热忱培养绍派伤寒后生力量，为扩大绍派伤寒在当今的影响，作出了重要贡献。2021 年 6 月，绍派伤寒入选第五批国家级非遗代表性项目。

1980 年 9 月，我考入浙江中医学院，由于徐荣斋先生的孙子徐宝尔是我同班同学，又缘于是绍兴同乡，课外有较多向徐老请教的机会，受他老人家指引，开始了解并研习绍派伤寒。1985 年

8月，我被分配到绍兴市中医院工作，受陈天祥院长影响，开始阅读有关绍派伤寒的著作及文章；1989年10月，参加《绍兴市志·卫生篇》《绍兴市卫生志》编撰，走访了较多绍派名家的后代及学生，收集整理绍派医家的遗稿及相关资料；1992年，在《中国医药学报》（现改名为《中华中医药杂志》）第6期上首次发表《俞根初治外感病特色》。三十多年来，对绍派医家、绍派伤寒学说研究越深入，我对先贤的敬佩之情越深。

我虽然也编撰过《浙派中医丛书》专题系列《绍派伤寒》及《何廉臣医案》等中医专业书籍，但编写非遗类书籍还是第一次。为此，我与林怡冰医师多次讨论编写提纲，斟酌书稿语言，精心挑选配图，力求既能准确表达绍派伤寒的特色精华，又能用简明易懂的语言，让非专业人士读懂绍派伤寒。编撰过程中，得到了省市非遗保护中心老师、出版社专家，特别是朱德明教授的大力支持，林怡冰、沈炬、金斌、李华东为本书提供精美插图，在此表示衷心感谢！书中不足之处，敬请诸君批评指正！

编著者

2023年1月

图书在版编目（CIP）数据

绍派伤寒 / 沈钦荣，林怡冰编著 . —— 杭州：浙江
古籍出版社，2024.5
（浙江省非物质文化遗产代表作丛书 / 陈广胜总主
编）
ISBN 978-7-5540-2556-7

Ⅰ.①绍… Ⅱ.①沈…②林… Ⅲ.①伤寒派 Ⅳ.
①R-092

中国国家版本馆 CIP 数据核字 (2023) 第 053459 号

绍派伤寒

沈钦荣 林怡冰 编著

出版发行	浙江古籍出版社
	（杭州市环城北路177号 电话：0571-85068292）
责任编辑	奚 静
责任校对	吴颖胤
责任印务	楼浩凯
设计制作	浙江新华图文制作有限公司
印 刷	浙江新华印刷技术有限公司
开 本	960mm×1270mm 1/32
印 张	6.875
字 数	130千字
版 次	2024 年 5 月第 1 版
印 次	2024 年 5 月第 1 次印刷
书 号	ISBN 978-7-5540-2556-7
定 价	68.00 元

如发现印装质量问题，影响阅读，请与本社市场营销部联系调换。